"十四五"国家重点出版物出版规划项目

国家临床医学研究协同创新战略联盟权威推荐

健康中国·疾病管理丛书

老年人安全与合理用药管理手册

主编 唐北沙

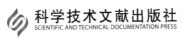

科学技术文献出版社

SCIENTIFIC AND TECHNICAL DOCUMENTATION PRESS

·北京·

图书在版编目（CIP）数据

老年人安全与合理用药管理手册 / 唐北沙主编. —北京：科学技术文献出版社，2024.4

ISBN 978-7-5235-0241-9

Ⅰ.①老… Ⅱ.①唐… Ⅲ.①老年人—用药法—手册 Ⅳ.① R452-62

中国国家版本馆 CIP 数据核字（2023）第 080391 号

老年人安全与合理用药管理手册

策划编辑: 蔡　霞　邓晓旭　责任编辑: 蔡　霞　责任校对: 张吲哚　责任出版: 张志平

出　版　者	科学技术文献出版社
地　　　址	北京市复兴路15号　邮编 100038
编　务　部	（010）58882938，58882087（传真）
发　行　部	（010）58882868，58882870（传真）
邮　购　部	（010）58882873
官 方 网 址	www.stdp.com.cn
发　行　者	科学技术文献出版社发行　全国各地新华书店经销
印　刷　者	北京地大彩印有限公司
版　　　次	2024年4月第1版　2024年4月第1次印刷
开　　　本	710×1000　1/16
字　　　数	169千
印　　　张	16.75
书　　　号	ISBN 978-7-5235-0241-9
定　　　价	59.80元

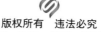

健康中国·疾病管理丛书
编委会

名誉主编

    赵玉沛

编　　委（按姓氏笔画排序）

马　丁	马长生	马良坤	王　刚	王小平	王拥军
王明贵	申昆玲	宁　光	乔　杰	刘志红	刘俊涛
杜奕奇	李　蓉	李兆申	李凌江	杨　帆	吴开春
佟仲生	张冬莹	张伟丽	张陈平	张澍田	陆　林
陈　旭	陈　彪	陈吉华	陈香美	范　利	林　红
周后德	周学东	周智广	郑劲平	赵继宗	郝希山
胡文杰	侯凡凡	施　红	奚　桓	高树庚	唐北沙
曹　丰	曹　彬	梁　敏	董建增	董碧蓉	蔡　军
樊代明					

编委会办公室

主　　任　张澍田

副主任　尤　红　孔媛媛

秘　　书　刘　茉　焦　月　王　沛

《老年人安全与合理用药管理手册》
编委会

主　编　唐北沙

副主编　刘　韶　胡　琴

编　委（按姓氏笔画排序）

王　萍[1,2]	王春江[4]	方厂云[1,2]	尹　桃[1,2]	邓　晟[1,2]
石　茵[1,2]	叶倩倩[1,2]	申良方[1,2]	成舒乔[1,2]	吕金凤[1,2]
朱运贵[3]	刘　韶[1,2]	刘万里[1,2]	刘世坤[4]	阳之韵[1,2]
杜　洁[1,2]	李东杰[1,2]	李湘平[1,2]	杨　梅[1,2]	杨　瑞[1,2]
肖　坚[1,2]	肖　笛[1,2]	吴安华[1,2]	闵晓珊[1,2]	张江林[1,2]
张佳妮[1,2]	张赞玲[1,2]	陈　锋[1,2]	欧阳奕[1,2]	欧阳森[1,2]
易　芳[1,2]	罗　平[1,2]	罗　霞[3]	周伯庭[1,2]	胡　琴[1,2]
徐　智[1,2]	高曙光[1,2]	唐　翎[1,2]	黄　琼[1,2]	阎　敏[1,2]
彭琳琳[1,2]	程智刚[1,2]	曾双双[1,2]	雷　鹏[1,2]	戴智勇[1,2]

[1] 国家老年疾病临床医学研究中心（湘雅医院）。
[2] 中南大学湘雅医院。
[3] 中南大学湘雅二医院。
[4] 中南大学湘雅三医院。

健康中国·疾病管理丛书
总序

　　健康是促进人的全面发展的必然要求，是人生命之所系，是全体人民的最大财富。一人健康是立身之本，人民健康是立国之基，对中国极具现实和长远意义。习近平总书记在全国卫生与健康大会上强调，没有全民健康，就没有全面小康，要把人民健康放在优先发展战略地位，努力全方位全周期保障人民健康。为积极应对当前突出健康问题，采取有效干预措施，进一步提高人民健康水平，中共中央、国务院制定《"健康中国 2030"规划纲要》，从"五位一体"总体布局和"四个全面"战略布局出发，对当前和今后一个时期更好保障人民健康做出了制度性安排。党的二十大再次强调推进健康中国建设，明确指出人民健康是民族昌盛和国家强盛的重要标志，把保障人民健康放在优先发展的战略位置。

　　习近平总书记在科学家座谈会上将"面向人民生命健康"列为科技工作的"四个面向"之一，为我国医学科技工作提供了根本遵循。历史和现实都充分证明，卫生健康事业发展必须依靠科技创新的引领和推动，保障人类健康离不开科学发展和技术创新。在中国科学院第十九次院士大会、中国工程院第十四次院士大会上，习近平总书记提出，中国要强盛、要复兴，就一定要大力发展科学技术，努力成为世界主要科学中心和创新高地。党的十八大以来，为推动医药卫生科技事业发展，我国着力完善国家创新体系，国家临床医学研究中心作为国家级科技创新基地形成系统布局，在集聚医学创新资源、优化组织模式等方面发挥了积极作用，是卫生与健康领域贯彻落实全国科技创新大会精神的重要举措，整体推进了我国医学科技发展、加快了医学科技成果临床转化和普及推广。

科技创新是科学普及的源头所在，科学普及是科技创新成果的最广泛转化，开展科普可极大推动科研的进步与创新。习近平总书记强调，"科技创新、科学普及是实现创新发展的两翼，要把科学普及放在与科技创新同等重要的位置"。健康中国战略提出，科学普及健康知识，提高全民健康素养水平，是提高居民自我健康管理能力和健康水平最根本、最经济、最有效的措施之一。

为进一步加强健康科普内容的开发与传播力度，提升民众健康素养，促进科技创新，由科技部、国家卫生健康委、中央军委后勤保障部和国家药监局等部门牵头，国家临床医学研究协同创新战略联盟秘书长单位（首都医科大学附属北京友谊医院）组织，联合各国家临床医学研究中心编写出版"健康中国·疾病管理"丛书。

丛书充分发挥各国家临床医学研究中心的特色及学科优势，由多名院士、院长及知名专家领衔编写，聚焦人民群众常见的健康及疾病问题，以常见病种为单位，独立成册。每本书深入浅出地从预防、诊断、治疗、康复和问答等5个方面介绍了疾病相关知识，使读者可以充分了解疾病，建立科学健康观念，做到疾病的早预防、早发现、早诊断、早治疗，改善疾病预后，延长健康寿命年，更好地享受健康幸福生活。丛书注重科学性、实用性及原创性，力争成为国家临床医学研究中心彰显前沿、科学、权威形象的重要窗口以及公众获取健康科普知识的有效渠道。

未来，各国家临床医学研究中心将不断编写分册，纳入更多疾病种类，使更多读者受益。希望相关机构可以紧追信息化时代潮流，利用移动端、电视、广播、互联网等平台，广泛促进"健康中国·疾病管理"丛书在学校、社区及农村的传播，多层次、多渠道地惠及广大公众，帮助其树立科学、先进的健康理念，掌握科学的健康方法和知识，推动健康科普知识的全民普及，共享科技发展成果。

丛书凝聚了各国家临床医学研究中心、各位专家学者和科技工作者的智慧、经验和汗水，借此机会向你们致以衷心的感谢和诚挚的敬意！站在中国发展进程的关键时期，我们迎来"十四五"规划的新征程。

"十四五"是我国开启全面建设社会主义现代化国家新征程的第一个五年，更是推动我国科技创新及卫生健康事业高质量发展的重要历史机遇期。希望医学科普工作立足前沿，坚持发展创新，为推动健康中国建设、实现中华民族伟大复兴的中国梦贡献更大的力量！

科技部社会发展科技司

2023 年 2 月

健康中国·疾病管理丛书
推荐序

2021 年 3 月，习近平总书记在福建省三明市调研时指出，健康是幸福生活最重要的指标，健康是 1，其他是后面的 0，没有 1，再多的 0 也没有意义。"健康是 1"彰显了中国共产党始终不变的"为中国人民谋幸福，为中华民族谋复兴"的初心使命，饱含着以习近平同志为核心的党中央"始终把人民生命安全和身体健康放在第一位"的深沉真挚的人民情怀。

为进一步科学普及健康知识，提高全民健康素养水平，由科技部、国家卫生健康委、中央军委后勤保障部和国家药监局等部门牵头，国家临床医学研究协同创新战略联盟秘书长单位（首都医科大学附属北京友谊医院）组织，联合各国家临床医学研究中心编写"健康中国·疾病管理"丛书。

丛书由各领域知名专家领衔编写，聚焦人民群众常见的健康问题，根据常见病种分类独立成册，充分发挥各国家临床医学研究中心的特色及学科优势，从预防、诊断、治疗、康复和问答等 5 个方面介绍疾病相关知识，使读者可以充分了解疾病，树立健康观念，做到早预防、早发现、早诊断、早治疗，为改善疾病预后、延长健康寿命年提供了重要参考。

丛书凝聚了各国家临床医学研究中心及各位专家学者的智慧、经验和汗水，在此向你们致以衷心的感谢和崇高的敬意！站在"两个一百年"的历史交汇点上，相信医学科技工作者能够立足前沿，坚持发展创新，为推动健康中国建设、实现中华民族伟大复兴的中国梦贡献智慧和力量！

中华医学会会长

中国科学院院士

北京协和医院名誉院长

2023 年 2 月

前　言

　　人口老龄化是贯穿我国 21 世纪的基本国情，积极应对人口老龄化是我国一项长期发展战略。老年人服药比例高、合并疾病多、用药种类复杂。由于用药知识和宣传教育的欠缺，老年人在用药认知和用药行为等方面存在一些误区，不合理用药的现象较为普遍。同时，老年人特殊的生理特征和疾病状态，也改变了药物的分布、代谢和排泄，增加了药品不良反应的发生风险。

　　为进一步提高人民健康水平，落实《"健康中国 2030"规划纲要》精神，开展健康科普宣传，提升人民健康素养，国家老年疾病临床医学研究中心（湘雅医院）发挥中心特色及学科优势，聚焦老年人的健康及疾病问题，以合理用药为目标，面向老年人对疾病认识、安全用药意识、正确用药行为进行科普宣传教育，促进老年人的合理用药。

　　本书为指导老年人用药的科普类读物，由临床医师与临床药师合作编写。全书分为两部分，第一部分老年人用药基础知识篇，第二部分老年疾病安全合理用药篇。根据老年人生理、病理特点，以"情景重现"形式引出老年人在现实生活中遇到的用药问题，以"问答"形式解答老年人的疾病认识和药物使用困惑，规避用药误区，帮助老年人正确使用药物，以保证用药的安全性与合理性，提高老年人卫生健康水平。为了方便阅读及增强趣味性，全书配以原创手绘插图，图文并茂地进行用药科普，使得老年人易于理解。本书具有较高的参考价值，是老年人及其家属值得一读的健康读本，为老年人用药安全提供帮助。

唐北沙

目 录 ·················· CONTENTS

老年人用药
基础知识篇

老年人群用药现状

人口老龄化现状

从 1951 年开始，联合国定期对全球人口趋势进行分析报道。在联合国发布的《世界人口展望 2022》中预测，到 2030 年，全球人口将达到 85 亿，2050 年全球人口有望达到 97 亿。

世界人口结构继续老龄化，65 岁以上人口成为增长最快的年龄组。2019 年，65 岁及以上的老年人占全球人口的 11%，预计 2050 年上升到 16%。从区域来看，西亚和北非、中亚和南亚、东亚和东南亚、拉丁美洲和加勒比地区的老龄人口到 2050 年预计将翻倍。随着经济水平的不断提高，人均预期寿命也不断延长，1990—2019 年，全球人口预期寿命从 64.2 岁增加至 72.6 岁，预计至 2050 年全球人口平均预期寿命将增加至 77.1 岁。

此外，全球生育率从 1990 年的 3.2% 已下降到 2019 年的 2.5%，预计到 2050 年将降低至 2.2%。

1956 年联合国人口司和 1982 年老龄问题世界大会将老龄社会界定为：当一个国家 60 岁以上人口数量占总人口的比例达到 10% 以上，或 65 岁以上人口占总人数的比例达到 7% 以上时，称该国家进入了老龄社会。依据这项标准，我国在 2000 年正式进入老龄社会。当前，我国 65 岁及以上人口老龄化率为 12.0%，预计 2035 年为 20.7%，2050 年为 26.1%。人口老龄化是贯穿我国 21 世纪的基本国情，积极应对人口老龄化是我国的一项长期发展战略。

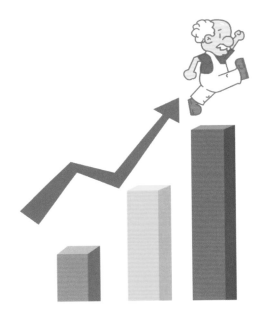

我国人口老龄化的特点具体如下。

（1）老龄人口数量多。根据国家统计局数据显示，2022 年底，我国 65 岁及以上人口为 2.10 亿，与 2021 年相比增加了 922 万人。

（2）老龄人口增加速度快且持续增长。由于经济发展、寿命延长，同时出生率和死亡率的下降，老年人口总量和在总人口数中的占比显著增加，加快了人口老龄化的进程。

（3）老龄人口区域结构失衡。随着东南沿海地区经济的快速发展，大量人口从中西部向东南沿海地区转移，在中西部流出人口中 65% 是

20～49岁中青年劳动力，以农业为主的广大农村和经济欠发达地区，青壮年劳动力大量流失，老龄化进程加速。人口老龄化程度与社会经济发展水平在区域的布局上出现了东西颠倒、城乡倒置的局面。

老年人用药知识缺乏，用药行为存在误区

药品是一种特殊的商品，直接关系到我们的健康甚至生命。"是药三分毒"，没有绝对安全的药品。因此，正确的用药知识、用药行为和用药习惯很大程度上决定了治疗效果和不良反应。世界卫生组织的调查资料显示，全球每年约1/3的药物不良事件是由不合理用药导致的，主要包括在药物储存方式、药物使用方式、药物滥用、药物剂量及用药时间等方面的不合理。

老年人服药率高、联合用药比例较高，合并疾病种类较多者用药品种偏多。由于用药知识宣传教育的缺乏，老年人用药认知、用药行为存在诸多误区，主要表现在以下几个方面。

（1）对联合用药的风险认识不足，自行联用者比例较高。

（2）易受广告、价格等因素影响，认为广告较多、价格昂贵、新药疗效更好。

（3）用药心态欠佳，追求疗效，忽视控制，追求起效迅速的药品，起效时擅自停药、减药现象较普遍。

（4）用药不规律，易发生漏服、多服等现象。

（5）对保健食品认识不足，保健食品富含多种活性物质，可能与药

物成分相冲突，影响疗效与用药安全。

导致以上误区的原因包括：①药店以营利为目的，售卖非处方药时，不仔细询问和了解患者用药情况，药店自身亦缺乏合理用药意识，缺乏药师等专业人士指导或指导能力不足。②老年人自身缺乏足够的合理用药意识，偏听偏信，一方面易受广告、周围亲近人士的影响；另一方面又不太愿意遵从陌生专业医师的建议，依从性不足。③老年人家属合理用药意识不足，无法对老年人用药进行监督指导。

多重用药情况非常普遍

我国有 42% 的老年人同时患有两种及以上疾病，以高血压、糖尿病、冠心病、脑卒中、慢性呼吸系统疾病组合最为常见，且患病率呈逐年增高的趋势。多病共存的老年人多重用药情况不可能避免而且非常普遍。此种情况在其他国家也较为普遍。美国有 65% 的老年人患有多种慢性疾病，其中 25% 患有 4 种以上。1999 年至 2012 年，65 岁及以上老年人多重用药（≥ 5 种处方药）率从 24% 增加到 39%。2014 年发布的英国数据表明，在同时患有 2 种疾病的患者中有 20.8% 的患者应用了 4 ～ 9 种药物，10.1% 的患者应用了 10 种及以上药物；在患有 6 种或 6 种以上疾病的患者中，相应数据分别为 47.7% 和 41.7%，且以上数据随着年龄的增长呈现上升的趋势。

我国老年慢性疾病问题更严峻，慢性疾病患者超 3 亿人，其中一半以上患有 4 种以上慢性疾病。在我国老年人中服用 5 种及以上药物的患者占 95.7%。

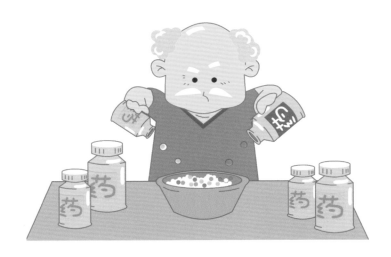

多药联合治疗可能增加药物相互作用的机会，从而导致严重后果。多药合用导致药物疗效和（或）不良反应发生变化，其本质是由药物代谢的抑制（使药物相对过量，导致不良反应或疗效显著增加）或药物代谢的诱导（使剂量相对不足，导致疗效显著降低）造成的。同时，危害健康的处方级联在老年人群中也特别容易发生。1995 年医学界权威学术刊物《柳叶刀》首先提出"Prescribing Cascade"一词，译为"处方级联"，指给患者应用一种药物，引起不良事件（包括体征和症状），为处理这些不良事件使用新的药物处方，新的药物处方又可引起新的不良事件，从而产生处方级联。多病共存、多药共用的老年人是药物不良反应的高发人群，而老年人药物不良反应，甚至药源性疾病隐匿性强，不易被识别，易被当成疾病进程或新发疾病被进一步处方用药治疗，因此处方会像瀑布一样产生级联效应，药物越用越多，使老年人暴露于更高的不合理用药风险和隐患中，对老年人的健康产生严重影响甚至危及生命。老年人肝肾功能、体脂变化和生理功能的减退，显著改变了药物的分布、代谢和排泄，增加了多重用药不良反应的发生风险。鉴于此，越来越多的国内外医药专家关注老年人多重用药的风险，并提出管理措施，以求避免或减少多药联合治疗时药物相互作用带来的损害。

（黄琼）

老年人的生理特征

> 74 岁的王爷爷是一位退休工程师，退休后活跃在乐队、合唱团，看起来精气神十足，但是近半年来平时很熟悉的歌曲唱到一半就有点儿忘词或串词，多唱几首就会觉得胸闷，每次都自嘲："老喽，老喽，不中用啦！"队友们都提醒他回家监测血压，注意血脂，预防老年性痴呆这些"静悄悄"的衰老现象。

什么是衰老现象呢？人到了 40 岁后，身体出现一系列组织结构的退行性变化、生理功能减退，导致机体对内外环境适应能力降低的一种状态，从而使老年人容易被不同疾病所袭扰。衰老本身并不导致疾病，但它确实降低了发病的门槛，而且一旦发病，疾病会快速进展。

神经系统的变化

老了总是健忘，正常吗？这是老年性痴呆的前奏吗？

有很多老年朋友从家里出来以后，总是不记得家里煤气有没有关、门有没有锁等事情。听朋友说老年性痴呆的早期表现就有健忘，那到底是不是呢？

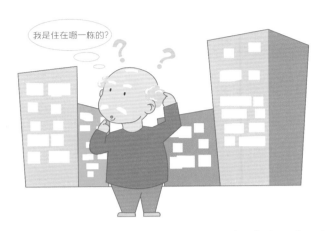

随着年龄增长，老年人脑神经细胞数目逐年减少，但不同部位的减少程度各不相同。功能细胞少了，自然功能也会被减弱，脑萎缩是脑老化的特征之一。随着年龄增长，脂褐素沉积于神经细胞中，淀粉样蛋白质沉积于血管壁上，神经细胞合成神经递质的能力随着年龄增长而降低，递质间出现不平衡，容易发生痴呆和帕金森病。老年人的认知功能随年龄增长而减退，主要是记忆和学习功能的降低，但不会影响其日常生活能力，所以健忘并不等于老年性痴呆。

由于神经递质合成减少及传递减慢，神经细胞凋亡、功能异常，老年人会出现精细动作迟缓、步态不稳，容易跌倒。所以，老年人可以适当放慢自己的生活节奏，跟着自己的节拍走，"悠然南山下"也许是不错的选择。

随着年龄增长，有髓和无髓神经纤维数目也会减少，轴索肿胀或萎缩，节段性脱髓鞘，亦可见神经纤维再生和髓鞘化。50岁以后，神经营养血管变窄，神经鞘内肥厚，结缔组织增生，胶原纤维增多并侵入神经末梢。因此，老年人容易发生周围神经病变（是由感觉丧失、肌肉无力与萎缩、腱反射的减退，以及血管运动症状，单独或以任何组合方式形成的综合征）。

内分泌系统和泌尿系统的变化

大笑或是情绪激动时控制不住尿裤子，还有起夜，是不是肾有问题了？为什么很多老年人轻轻摔一跤就容易发生骨折？

下丘脑是调节内脏活动和内分泌活动的重要高级自主神经中枢，随着年龄增长，下丘脑重量减轻，供血量减少，结缔组织增多，细胞形态变化，导致各种促激素释放激素分泌下降或功能减低，接受下丘脑调节的垂体及下属靶腺功能也随之全面降低，从而促进衰老的发生与发展。下丘脑的老化使调控内环境平衡的能力降低，是各组织器官及其功能衰老的启动机构。因此，衰老就是由下丘脑"老化钟"控制的。

老年人的抗利尿激素（antidiuretic hormone，ADH）分泌减少及肾小管对 ADH 的反应性降低，尿浓缩功能下降，表现为多尿。同时，老年人的甲状腺滤泡变小，同化碘的能力减弱，T_3 和 T_4 浓度降低；血清抗甲状腺抗体升高，甲状腺素在外周组织中的降解降低，腺垂体对促甲状腺激素（thyroid stimulating hormone，TSH）刺激的反应性降低，最终导致老年甲状腺功能减退、基础代谢率降低。甚至老年女性因缺乏能抑制甲状旁腺激素（parathyroid hormone，PTH）的雌激素，而引起骨代谢障碍。所以经常听到老年朋友提到："从很矮的台阶上或是平地摔倒，怎么就骨折了呢？"这是骨脆性增加、骨质疏松的表现。

在内分泌系统中，增龄性变化最突出的是性腺功能减退。≥ 50 岁的男性睾丸分泌的睾酮量下降，受体数目减少或敏感性降低，导致性功能逐渐减退。

老年人的胰岛功能减退，胰岛素分泌减少、生物活性降低，细胞膜上的胰岛素受体数目减少，对胰岛素的敏感性降低，胰岛素在餐后反应迟钝，导致老年人的糖耐量减低，糖尿病发生率增高。所以，饮食上可以少食多餐，合理安排膳食，做好自己的保健医生。

免疫系统的变化

上了年纪后，身体比天气预报还准，一到天气发生变化，感冒、疼痛统统找上门，这是为什么呢？

胸腺是免疫系统的中枢器官，是衰老最早、最明显的器官。随着年龄增长，胸腺细胞逐渐减少，影响"身体卫士"T淋巴细胞的成熟、分化，导致T淋巴细胞数量和功能及其亚群之间失衡。对外来抗原的反应性减弱，吞噬细胞处理抗原的能力下降，身体免疫力自然会下降。

口腔、呼吸道和泌尿生殖系统等都是机体与外界相通的场所，也是细菌、病毒等病原微生物随着空气和食物进入机体的门户，黏膜下的血清免疫球蛋白减少，不能有效抵御病原微生物入侵和处理食物抗原。总之，免疫系统对非己抗原的反应性下降（免疫功能减退），对自身组织抗原产生免疫反应（自身免疫）。因此，老年人容易发生感染、肿瘤和自身免疫性疾病。

呼吸系统的变化

为什么王阿姨每次一感冒就咳嗽，等感冒好了咳嗽却一直没有见好？

老年人肺的特征是肺泡数目减少，肺泡管扩张，肺泡壁变薄，肺萎缩变小、重量减轻；肺内的胶原纤维交联增加，肺弹性下降，使无功能的肺泡扩大，造成老年性肺气肿。

老年人的鼻软骨逐渐失去弹性，鼻腔黏膜萎缩，鼻腔变宽，嗅觉减退，腺体分泌物减少，加温、加湿和净化功能降低。咽部黏膜和淋巴结组织萎缩、咽腔扩大，容易发生上呼吸道感染；喉上皮角化、黏膜变薄、喉软骨钙化、喉部防御功能降低，容易发生吸入性肺炎。

气管和支气管黏膜逐渐萎缩，纤毛减少、摆动频率和力度降低，导致清除功能下降；分泌物排出不畅，容易导致感染。

循环系统的变化

张爷爷的血压为 180/60 mmHg，为什么收缩压这么高，舒张压这么低呢？

老年人心肌细胞数目减少，但可发生心肌肥大，淀粉样物质在心房沉积可引起心房颤动、传导阻滞及心力衰竭。心脏的节律性降低，易发生孤立性心房颤动。老年人的坐位心率和固有窦性心律随着年龄增长而降低，但卧位心率无变化。老年人的心脏储备功能降低，在进行较大强度的运动或应激时，不能像年轻人那样泵出足够的血液来满足机体的需求，容易发生心力衰竭和心肌缺血。

主动脉胶原纤维增生和弹性纤维减少、断裂或变性，使主动脉壁僵硬度增加，由于主动脉弹性储备降低，静息收缩压随年龄增长而升高，60岁后舒张压有下降趋势，因而老年人会出现收缩压升高和脉压增大。主动脉弓和颈动脉易发生动脉粥样硬化。静脉壁张力下降、弹性减退、静脉血管床扩大，静脉压随着年龄增长而降低。

随着年龄的增长，毛细血管内皮细胞减少，基底膜增厚、弹性降低、脆性增加，单位面积内有功能的毛细血管数目减少，从而导致毛细血管的代谢率下降。肺毛细血管老化导致肺血氧合作用障碍，即所谓的老年性缺氧。尽管组织供氧不足，但老年人可通过血流减慢、氧离曲线右移等方式增加组织对氧气的摄取，以保证组织的供氧，因而老年人的动静脉氧差增大。因此，很多65岁以上老年人的高血压会表现为收缩压高，舒张压低。

口腔环境和消化系统的变化

王奶奶笑王爷爷年轻时担负一家生计，是响当当的男子汉，现在是"吃软饭的"。为什么王爷爷的饮食习惯发生这么大改变呢？

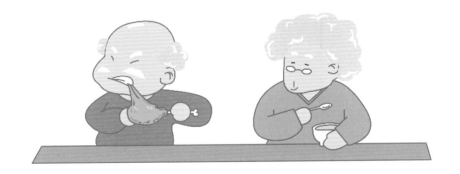

老年人牙齿的牙釉质和牙本质随年龄增长而磨损，牙本质内神经末梢外露，对冷、热、酸性、碱性等食物过敏而出现酸痛。牙周组织萎缩，牙根暴露，牙缝变宽，食物嵌塞，易发生牙周炎。牙槽骨质疏松引起牙松动、脱落，导致咀嚼困难，牙齿的咬合能力降低。口腔黏膜逐渐角化，舌黏膜乳突减少，味蕾萎缩，出现味觉障碍，对酸、甜、苦、咸的敏感性降低。唾液腺萎缩、分泌减少，易发生口干和吞咽困难。食管肌肉萎缩、食管收缩力减低、蠕动减弱、食物通过时间延长，易发生吞咽困难，影响营养摄入；胃壁肌肉萎缩，胃动力降低，胃排空延迟。小肠的血流量、吸收和动力随年龄增长而降低，对蛋白质、脂肪、铁、钙、维生素、糖类尤其是乳糖的吸收减慢。结肠黏膜萎缩，对水分的吸收减少，同时肠液分泌减少。肠蠕动减慢，老年人便秘的发生率高。胰腺也萎缩，胰液分泌量减少，影响脂肪、蛋白质的消化和吸收，机体对胰岛素的抵抗增加，发生 2 型糖尿病的风险增加。

肝细胞随着年龄增长而减少，肝细胞的再生能力减退。肝微粒代谢酶的活性降低，容易发生药物不良反应。

血液系统和皮肤的变化

为什么老年人皮肤会出现皱纹，易四肢冰冷？

随着年龄增长，造血干细胞的自我更新能力降低，骨髓造血能力降低。红细胞数量有所下降，所以人们常说血气不足，血液运行的动力（心脏）和骨髓本身的功能都在减退，所以四肢易冷，同时血小板功能亢进、凝血因子水平升高和抗凝血酶水平降低，老年人容易形成血栓。纤溶活性降低使已形成的血栓不能及时清除，老年人常面临高凝状态。

随着年龄增长，皮肤弹性减退，胶原和脂肪组织减少，就会出现皱纹。皮脂腺逐渐萎缩，皮脂分泌减少，皮肤干燥伴糠秕状脱屑，还易发生瘙痒症。汗腺分泌减少，老年人难以适应温度变化，容易发生低温症和中暑。同时，表皮内色素颗粒在日光暴露处皮肤的基底层增多，形成老年斑。黑色素减少，开始出现头发灰白、脱发，男性可出现耳部和鼻部毛发增多、眉发浓密。绝经后女性因雌激素减少，可出现下巴等区域毛发生长。

由于毛细血管硬化、供血不足等，老年人的指甲变厚、变脆和坚硬，失去光泽，呈现黄色或混浊状，易脱落，易发生真菌感染。修剪不当或被鞋挤压后，可形成嵌甲。

📖 关节、骨骼的变化

为什么张爷爷年轻时一米八，现在一米七六，越长越矮啦？

在 40 岁以后，人的骨量逐渐下降，女性绝经后下降速度加快，骨强度降低，脆性增加。由于老年人骨质大量脱钙、胶原减少、水分增加，骨密度降低，易发生骨质疏松症。

关节软骨是特殊的结缔组织，由软骨细胞合成的胶原和蛋白多糖等细胞外基质组成，含水量达 65% ～ 80%。由于关节反复运动和软骨磨损，人在 21 ～ 30 岁时开始出现软骨退化，表现为软骨细胞减少、胶原和蛋白多糖合成减少，不能保持足够的水分；软骨变硬而丢失弹性，影响关节的灵活性，软骨损耗，骨与骨直接接触，容易发生骨性关节炎。随着年龄增长，椎间盘逐渐变薄、变干燥，椎间盘间隙变窄，椎骨内的矿物质减少，椎体变薄、脊柱弯曲、椎体压缩，加上足弓逐渐变平，身高变矮，约35岁后每10年身高下降1 cm。

综上所述，老年人各器官和组织的功能降低，生理储备能力减弱，再加上与年龄相关的药效学和药动学变化，老年人对药物不良反应、药物与药物相互作用、药物与疾病相互作用比年轻人更为敏感。在老年人疾病治疗过程中，应高度重视健康教育、心理治疗、饮食调节、运动指导等非药物治疗方法的作用。在患者确诊后，要及时用通俗的语言向患者介绍病情，让患者尽可能了解自己的疾病情况和治疗方案，并积极配合。要针对部分对疾病有思想负担的患者进行必要的心理疏导；部分需要调整饮食的疾病（如高血压、糖尿病、高脂血症等），要向患者介绍饮食的注意事项，尽可能为患者制订科学的食谱，并告知患者应适量运动，这样才能减少药物用量，降低药物不良反应的发生率，提高药物的疗效。

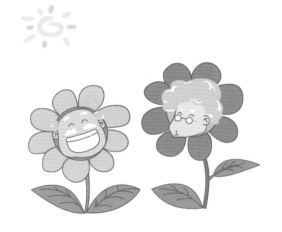

（阎敏）

老年人发生药物不良反应的表现与处理

📖 老年人常见的药物不良反应

在居家生活、医疗场所，老年人发生药物不良反应的现象频频可见。老年人常见的药物不良反应如下。

▌中枢神经系统不良反应

某些具有扩张脑血管作用的药物，如尼莫地平可以导致头痛、头晕；对中枢神经系统有抑制作用的药物，如安定、氯苯那敏等会导致嗜睡，严重时可致患者跌倒、摔伤。还有些药物可致听力、视力、记忆力减退。大剂量青霉素、头孢菌素类可致抗生素脑病，表现为癫痫、谵妄，甚至昏迷。

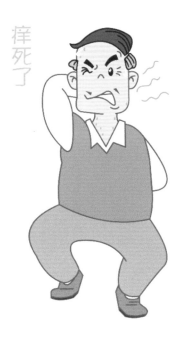

▌消化系统不良反应

药物在消化、吸收的过程中，可能刺激胃肠道，导致恶心、呕吐、腹胀、腹泻、便秘等反应。严重的消化系统不良反应可以表现为肝功能损害，表现为转氨酶升高、黄疸，甚至肝衰竭。

皮肤过敏反应

某些药物可致皮肤过敏反应，过敏反应容易被患者发现，可以表现为皮肤瘙痒、各种皮疹（如丘疹、斑疹、荨麻疹、剥脱性皮炎等）、脱发等。

泌尿系统不良反应

某些药物可致肾功能损害，表现为蛋白尿、血肌酐、血尿酸升高，也可致尿量增多或减少、尿频、尿急、排尿不畅。

心血管系统不良反应

某些药物可致心率加快或减慢、心电图异常，也可致血压升高或下降。

血液系统不良反应

某些药物可致出血（表现为牙龈出血、皮下出血、尿血、便血等），也可致贫血、白细胞减少、血小板减少。

呼吸系统不良反应

某些药物可致干咳、气促、气喘、咳痰困难、肺纤维化。

内分泌系统不良反应

某些药物可致高血糖、低血糖，也可致甲状腺功能亢进症或甲状腺功能减退症。

其他

某些药物可致骨关节损害、骨质疏松、皮肤色素沉着等。某些药物还可致过敏性休克，是最危急的药物不良反应。

老年人为什么容易发生药物不良反应

老年人因为自身生理功能减退、患有多种慢性疾病、联用药物品种较多，所以易发生药物不良反应。

▍老年人生理功能的变化

前文已经介绍了老年人生理功能的衰减变化，包括胃肠道的消化吸收功能减退、体内肌肉与脂肪的比例降低、肝脏的代谢解毒及肾脏的滤过排泄功能降低等，导致老年人对药物吸收、分布、代谢、排泄功能的改变，最终可能引起药物在体内积蓄，发生不良反应。

▍老年人基础疾病多

老年人可能罹患脑血管疾病、心血管疾病、糖尿病、恶性肿瘤等疾病，这些疾病导致老年人系统器官受损，药物不良反应的易感性增高。

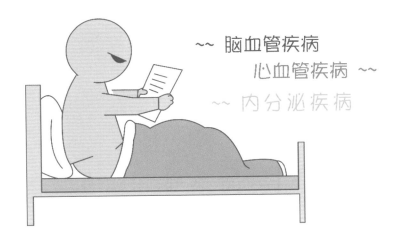

~~ 脑血管疾病
心血管疾病 ~~
~~ 内分泌疾病

■ 老年人联用药物品种多

老年人可能同时服用多种药物，如降压药、降脂药、降糖药、护脑药、抗肿瘤药物、提高免疫力药物、中草药、中成药。有研究显示，联用药物的品种、数量越多，发生药物不良反应的概率越高。

■ 老年人记忆力、观察力减退

老年人的中枢神经系统退化，记忆力、观察力减退，药物漏服、重服、误服的现象时有发生。出现疑似药物不良反应时，因为老年人的观察力、敏锐度降低，可能没有意识到是药物所致。上述原因也可导致药物不良反应发生或原发疾病加重。

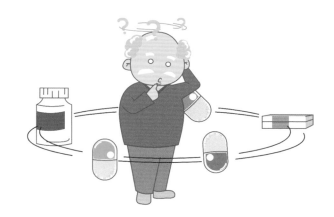

■ 老年人易受药品、保健食品广告的影响

老年人身患慢性疾病，需要长期服药。慢性疾病难以"药到病除"，老年人治病心切，会受到某些药品、保健食品不良广告的影响，或者受到邻居、亲朋好友的推荐，自行购买药品、保健食品服用。药品的用药指征、用法用量缺乏专业指导，保健食品的成分、药品与保健食品的相互作用都不明确，这些均属发生不良反应的高风险因素。

▎我国老年人口多，缺少关爱照护

我国已经进入老龄化社会，老年人口比例逐年增高，受到曾经的独生子女政策、现今的养老照护机构发展处于初级阶段等因素影响，"空巢老人"的关爱照护已经成为社会广泛关注的问题。老年人的各系统生理功能衰减，如果缺少陪伴、照护，老年人的生活、健康，以及合理安全用药都难以保障。

易发生不良反应的药物种类

"是药三分毒"，所有的药物都兼具疗效和不良反应，综合考虑老年人的常用药物、常患疾病，以及老年人本身生理功能衰减等因素，易导致老年人发生药物不良反应的种类包括以下几类。

▎抗菌药物

青霉素、头孢菌素类可导致过敏反应，轻者表现为皮疹，重者可导致过敏性休克，大剂量青霉素可致中枢神经系统毒性反应，表现为烦躁不安、意识障碍，甚至昏迷。罗红霉素、阿奇霉素可致胃肠道反应，表现为恶心、上腹疼痛，严重者可致肝损害。诺氟沙星、左氧氟沙星可致胃肠道反应、血糖升高或降低。庆大霉素、链霉素可致听力损害、肾损害。甲硝唑、替硝唑也可致胃肠道不适反应。抗结核病药异烟肼、利福平可导致肝损害。

中枢神经系统药物

镇静催眠药（如安定、艾司唑仑、佐匹克隆）可致嗜睡、疲倦、跌倒。抗癫痫药（如卡马西平、丙戊酸钠）可致皮疹、肝功能异常。解热镇痛药（如布洛芬、双氯芬酸、对乙酰氨基酚）可致胃黏膜损害，引起上腹疼痛，也可致出汗过多，引起脱水。脑血管扩张药（如长春西丁、尼麦角林、尼莫地平）可致面部潮红、头痛、头晕等。抗抑郁药（如氟西汀、帕罗西汀、文拉法辛）可致头晕、头痛、睡眠异常、疲乏，也可致肝功能异常。

中药

中药并不是绝对安全、无毒的。有些中成药、中草药可以导致严重的器官功能受损，主要包括：①某些中药具有或潜在具有肝脏毒性，如何首乌、雷公藤、川楝子、细辛、千里光、关木通、苍耳子、黄药子、朱砂等；②某些中药具有或潜在具有肝肾毒性，如牛黄解毒片、六神丸、大活络丸、防风通圣丸等；③某些中药具有肾毒性，常见的有苍耳子、鸦胆子、常山、白果、蓖麻子、马钱子、半夏、雷公藤、斑蝥、铅粉、铅丹、密陀僧、雄黄、砒霜、白降丹、轻粉、水银等；④某些中成药可导致肾

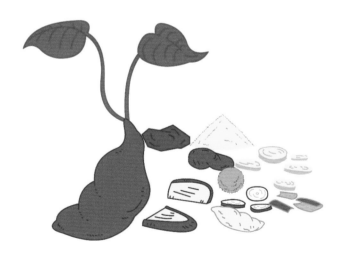

损害，如龙胆泻肝丸、冠心苏合丸、疏肝理气丸、二十五味松石丸、莲必治注射液、雷公藤制剂。

心血管疾病药物

治疗心力衰竭的药物，如地高辛可以引起恶心、呕吐，甚至有心脏毒性反应。治疗冠心病的药物，如美托洛尔、比索洛尔可以引起心动过缓。降压药物，如硝苯地平、氨氯地平可致下肢局部水肿；卡托普利、依那普利可致干咳。降胆固醇的他汀类药物，如辛伐他汀、氟伐他汀、阿托伐他汀可致肝损害、横纹肌溶解，表现为血清转氨酶升高、黄疸、肌肉酸痛。治疗高甘油三酯血症的药物，如非诺贝特可致肝损害，主要表现为转氨酶水平升高，少数人群可引起急性肝炎。

糖尿病药物

二甲双胍可致胃肠道不适、体内乳酸异常增多、肝功能及肾功能受损。格列吡嗪、格列齐特、格列苯脲可致低血糖。罗格列酮、吡格列酮可导致心功能不全患者出现心力衰竭。阿卡波糖、伏格列波糖可致肠胀气、腹痛、腹泻。

血液系统药物

抗凝药，如华法林、肝素；抗血栓药，如氯吡格雷可致牙龈出血、大便潜血、尿血等。

呼吸系统药物

老年人使用呼吸道吸入剂比较多见，含有氟替卡松、布地奈德等糖皮质激素成分的吸入剂可致声音嘶哑、口腔真菌感染等。镇咳药，如可卡因可致成瘾、呼吸抑制。

糖皮质激素类药物

泼尼松、泼尼松龙、地塞米松可致胃黏膜损害，表现为胃痛不适，严重者甚至发生胃溃疡、胃出血。长期使用糖皮质激素可致血压升高、血糖升高、躯干肥胖、皮肤变薄、免疫力减退、骨质疏松等。

其他

抗胆碱药物（如阿托品、山莨菪碱）可致口干、便秘、排尿困难。消化性溃疡药物（如奥美拉唑、兰索拉唑等）可致肝损害。利尿剂（如呋塞米、氢氯噻嗪）可致水电解质紊乱。抗肿瘤药物（如甲氨蝶呤、环磷酰胺、顺铂等）可致恶心、呕吐、骨髓抑制、血小板减少、白细胞减少。

发生药物不良反应时如何处理

老年人如果发生疑似药物不良反应，要引起本人、家人及医务人员的重视，并采取以下措施。

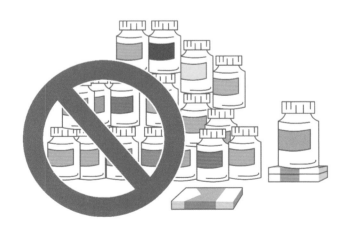

停用药物

发生了疑似药物不良反应后，不能确认是不是药物、是哪一种药物所致，此时应该暂停所有在用的药物。如果再重复使用药物，可能加重不良反应，甚至导致更严重的后果。

及时就医，控制症状

老年人发生了疑似药物不良反应后，应及时就医，患者应该向医务人员（医生、药师）说明正在使用的药物及使用方法，便于医务人员对不良反应进行对症处理，以便实施洗胃、使用解毒剂、维持水电解质平衡等措施。

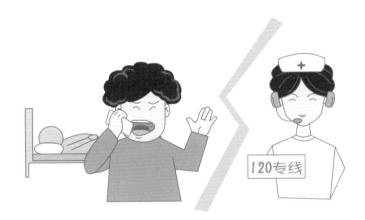

分析药物不良反应的原因

经过医务人员指导和分析，找出发生药物不良反应的原因。可能是服药方法、服药时机、服药剂量有错误；可能是几种药物之间发生了相互作用；可能是药物与食物发生了相互作用；可能是患者有基础疾病，不适合使用某种药物；可能是患者体质特殊，某种药物引起了过敏反应。

调整原有的用药方案

老年人发生药物不良反应后，所患疾病的原药物治疗方案需做调整，根据不良反应的轻重和类型，医师可以选择减小药物剂量、延长给药间隔、减少用药物种、选择其他药物等。

以后避免发生类似的药物不良反应

找到导致发生药物不良反应的原因，后续要避免使用引起过敏反应的药物。要注意哪些药物应该慎用，哪些药物不能同时使用；注意药物与食物的相互作用，遵循正确的药物使用方法，不要擅自盲目使用药物，应该在医生、药师指导下用药。

如何减少老年人发生药物不良反应

老年人可能在各种场所用药，如医院、社区、家庭，药物不良反应在这些地方都可能发生。因此，医务人员、社区服务人员、老年人照护机构、老年人及其家人都应该高度重视药物不良反应及其导致的后果，共同努力减少老年人药物不良反应的发生。

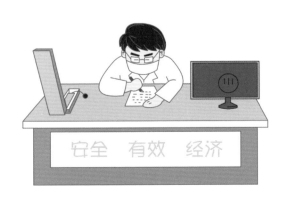

医务人员

医生开具医嘱时要全面评估老年人的各个脏器功能，充分考虑老年人药物吸收、代谢、排泄的能力，以少用药为原则，选择最合适的药物、给药剂量、给药方案。护士、药剂师在执行医嘱、发放药物时要告知老年人药物的用法、用量、注意事项，并做好用药监测和用药教育。

社区服务人员

社区服务人员可以为老年人提供更多的健康保健、合理用药宣教，社区可以与医疗机构签约，医、药、护专业人员走进社区、走进家庭，给予老年人慢性疾病管理、合理用药、安全用药等更多的专业指导，指导老年人如何正确使用药物，如何认识和辨别药物不良反应，如何处理不良反应。

老年人照护机构

目前我国老年人照护机构的数量和服务能力与实际需求差距较大，未来国家将会推进建立健全老年人照护机构，为家庭照顾有困难的老年人的生活、健康、合理安全用药提供帮助。

患者及其家人

老年人应该在医生和药剂师的指导下用药，家人应给予老年人更多、更细致的关爱。老年人及其家人不要盲目相信药品和保健食品广告，应该到正规的医疗机构就医、接受治疗，不要擅自更改药物治疗方案或停药，一旦出现疑似药物不良反应，应及时停药并咨询医药专业人员。

（尹桃）

滥用药物及其危害

> 同事家的王奶奶每当天气变化，出现打喷嚏或咳嗽时，就会拿出几包药给自己吃，说是要把感冒扼杀在摇篮中，还认为现在药的安全性也逐渐提高，吃吃没坏处，不少老年人都存在这样的想法，这样的想法正确吗？滥用药物存在哪些危害呢？

什么是滥用药物

老年人滥用药物，在生活中时有发生，表现在很多方面，如不该用药的时候用了、选用的品种不合适、服药剂量随意增加等。这些不合理的用药方式均会给老年人带来潜在的不良反应。

很多老年人在用药前并不了解药物的特性，只是凭自己掌握的一点医学知识，便给自己开药。其实应该在明确诊断和医生指导下用药，除了一些急性疾病外，尽可能少用或不用药物。老年人应该明确并非所有的疾病都需要靠药物解决，药物治疗存在潜在风险和局限性，而在生活中应该注重非药物疗法，提升自身健康素质，合理膳食，增强医疗保健的能力。

老年人选用药物时往往不太了解药物的特性，听别人说哪个药物效果好，自己则买来吃，效果真的会好吗？患者的用药是医生根据患者的疾病类型、病情的严重程度、自身指标开具的。盲目照搬，可能不会给疾病带来好的转归，反而延误病情，或引起药物相关的不良反应。

老年人用药，除了药物品种，给药剂量往往也有很大的随意性。他们不看说明书，不关注不良反应，按医嘱的剂量没见到效果，就自作主张增加药量。很多药物的不良反应很大，医嘱给药都是从小剂量开始，逐步加量至所需剂量，盲目加量可能会对患者的肝、肾等身体器官造成一定的损害。有的药物安全窗很窄，药物过量，患者体内的血药浓度过高，甚至可以达到中毒浓度，会造成药源性中毒，而且老年人的代谢和排泄功能减弱，剂量过大，患者体内的药物蓄积，也会引起不良反应。

总之，老年人切忌滥用药物，用药应当遵从医嘱，或者药师的用药建议，不宜自行用药。

存在滥用现象的几类药物

抗菌药

抗菌药是最常见的被滥用的药物，老年人得了感冒后，不考虑自身的临床症状，往往会根据经验给自己加用抗菌药，因此增加了自身的耐药风险，也可能会产生抗菌药的不良反应。喹诺酮类抗菌药可能引起肌腱炎、周围神经病变、QT 间期延长。头孢类抗菌药可能引起腹泻等消化道不适或者血常规指标的异常。对于肝肾功能及临床指标异常的患者，用药需要更加慎重。此外，老年人还喜欢用静脉制剂，这也增加了感染和药物热的发生风险。很多抗菌药可能会发生过敏性休克，尤其青霉素类最常见。

急性上呼吸道感染是较常见的社区获得性感染，多由鼻病毒、冠状病毒、流感病毒、腺病毒所致，有时也由肠病毒所致，病程多为自限性，一般不需要使用抗菌药，对症治疗即可痊愈，少数患者可在原发或病毒感染的基础上继发细菌性感染，抗菌药仅限于出现细菌感染症状，如咳浓痰、流鼻涕、白细胞增高等症状时才应用。

解热镇痛药

解热镇痛药也是生活中常用的一类药，老年人在遇到头痛、牙痛、关节痛、肌肉痛、腰痛时，常自行购买这类药。但是他们并不知道，这类药物只能暂时缓解头痛症状，不能从根本上治疗，停药后患者还是会继续疼痛，进而延误患者的病情。因此，应当先查明病因，明确诊断。

解热镇痛药能有效缓解患者的疼痛，同时也给老年人带来一定的风险。非甾体消炎药中阿司匹林可引起消化道不适，可能导致胃肠道出血；对血小板有抑制作用，可能增加出血的风险。吲哚美辛的不良反应较多，可引起胃肠道不适，头痛、头晕等神经系统症状，老年人可出现血尿、水肿、肾功能不全、皮疹等。关节疼痛常用的塞来昔布可能导致严重心血管、胃肠道和（或）肾的不良反应等。因此，老年人应遵医嘱合理使用解热镇痛药。

镇静催眠药

失眠是老年人常见的临床症状，往往有多方面的原因，一般不需要药物治疗，而应该建立健康的睡眠习惯。有很多老年人会自行购药服用，盲目用药可能引发不良反应，如老年人服用苯二氮䓬类药物，易发生共济失调、意识模糊、反常运动、幻觉、呼吸抑制，以及肌肉无力，从而导致外伤或其他意外情况。

对于长期和顽固性失眠的老年人应当在专科医生的指导下用药，可适当给予镇静催眠药，但应当注意该类药物的成瘾性，尽量减少对药物的心理依赖。对于需要长期药物治疗的患者从安全性角度考虑，提倡间断性用药（相关研究甚少且推荐剂量各异），推荐"按需用药"。

有临床证据表明，能"按需使用"镇静催眠药物的具体策略：①预期入睡困难时，上床前 15 分钟服用；②根据夜间睡眠的需求，上床 30 分钟后仍不能入睡时，或比通常起床时间早 2 小时醒来，无法再次入睡时服用；③根据白天活动的需求，即第二天白天有重要工作或事情时服用。

▌降压药

高血压是老年人常见的疾病，降压药是常见被滥用的药物，需要注意以下几个方面。

第一，很多老年人不了解自己的血压情况，或者不知道血压应降到多少合适，是否需要及时就诊，切忌自行用药。目前指南推荐 65～79 岁的普通老年人，血压 ≥ 150/90 mmHg 时开始药物治疗，≥ 80 岁的老年人，收缩压 ≥ 160 mmHg 时开始药物治疗。

第二，有的降压药易引起直立性低血压，老年人较为敏感，应遵医嘱用药，切忌自己选药或参考他人的用药方案。同时，老年人初始治疗时通常应采用较小的有效治疗剂量。

第三，老年人根据需要，可考虑逐渐增加至足剂量，切忌私自服用大剂量药物。老年人如果突然出现头痛、头晕、恶心、呕吐、肢体麻木，应预防老年人高血压危象的出现，如果出现高血压危象应及时送医院治疗，切忌盲目用药。

▌泻药

便秘在老年人中非常常见，便秘的发生随着年龄的增加而增加。慢性便秘严重影响老年人生活，需反复就医，消耗大量费用，而更多的老年人自行滥用各种泻药，导致药物依赖，甚至发生结肠黑变病，可能诱发或加重肛裂、痔疮、不全肠梗阻、肠穿孔、疝气、结肠癌、阿尔茨海默病、心脑血管疾病，从而造成严重后果。

老年人可以记录自身的日常生活信息，如室外活动和饮食习惯，这样可以及时就诊排除器质性疾病。同时，建议老年人多饮水（每日超过 1.5 L），多摄入膳食纤维（每日超过 1.5 g），了解便秘发生、发展等知识，以及通便药物的使用方法和不良反应，遵医嘱服用泻药（渗透性泻药、分泌性泻药，或加用促动力药、益生菌）治疗 2～4 周，切忌滥用泻药。

📖 滥用药物的危害及应对

老年人随着年龄增长，身体各个器官功能出现衰退，是正常的衰老。面对老年人的常见疾病，合理用药可有效控制病情的发展；而滥用药物则对老年人的身体和心理都会有一定的影响，危害诸多，需及时应对。

药物的不良反应

不同种类的药物引起的不良反应有所不同，而过量服用或未根据自身肝肾功能进行减量，可能引起药物的不良反应，如非甾体抗炎药对消化道有刺激作用，长期大量服用，则可引起胃肠道出血和穿孔。很多抗癫痫药物会造成肝损害，使谷丙转氨酶和谷草转氨酶上升等。

药物的耐受性

当反复使用某种药物时，身体对该药物的反应减弱，或药物的作用持续时间缩短，药学效价降低，为达到与原来相同的药效，必须逐步增加用药剂量，这种叠加和递增剂量以维持药效作用的现象，称为药物的耐受性。

常见药物中抗菌药容易产生耐受性。目前耐药菌的检出率越来越高，而相应的抗菌药的耐药率也越来越高，而能够选择的有效药物越来越少，很重要的原因是老年人使用抗菌药越来越多，如头痛、感冒时轻易地服用抗菌药，或在诊所输注高级别的抗菌药。

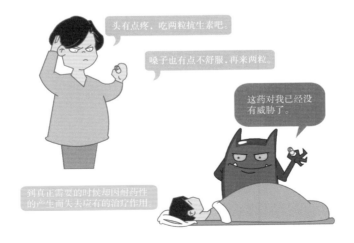

■ 药物的依赖性

药物的依赖性包括生理依赖性和精神依赖性，常见的是精神类药物。失眠和疼痛的老年人往往会长期服用苯二氮䓬类、巴比妥类、阿片类药物，由于反复用药产生的身体适应状态，中断用药后会产生强烈的身体损害（即戒断症状），而这些症状常令人难以忍受，即生理依赖性；同时这些药物在精神上驱使用药者产生一种周期性或连续用药的欲望，以及强烈的心理渴求和强迫性用药行为，即精神依赖性。

■ 滥用药物的应对

老年人在用药过程中出现不良反应，应及时停用药物，并携带未用完的药物尽早就诊，在医生的帮助下找出不良反应的原因。如果出现药物耐受性和依赖性，也应携带未用完的药物尽早就诊，并向医生详细告知自己的用药史和用法用量，有利于医生制订下一步的用药方案。

滥用苯二氮䓬类、巴比妥类、阿片类药物，很容易产生依赖性，而出现生理依赖性和精神依赖性后，会严重影响老年人的身心健康，因此老年人应遵医嘱用药，切忌滥用。当出现滥用药物的危害时，患者不必惊慌，尽早就诊，在医生的帮助下解决问题。

（王萍）

如何帮助老年人提高用药依从性

老年人用药依从性现状

刘爷爷因冠状动脉严重闭塞住院植入 2 个支架，出院时带了 2 周的药回家，医生告诉刘爷爷所有的口服药都要坚持服用，并且要定期复查。但是吃完药后，刘爷爷并没有继续服药。停药 2 个月后，刘爷爷感到胸口闷痛，到医院就诊，冠脉造影显示支架内已有血栓形成。生活中，像刘爷爷这样不乖乖吃药、用药依从性差的患者不少。

那什么是"用药依从性"呢？依从性是患者接受和执行规定医疗方案的客观行为及程度。患者用药依从性，包括完全依从、部分依从和完全不依从。部分依从和完全不依从统称为不（非）依从，是患者不遵守医嘱正规服药的行为表现。在疾病治疗过程中，尤其是在用药方案有效的情况下，良好的用药依从性是疾病治疗成功的关键因素之一。然而，在实际用药过程中，患者由于各种原因未能严格按医嘱、说明书用药，均会导致不同程度的用药不依从，从而影响药物疗效、加重病情、延长病程。

用药依从性差是老年人的一个常见现象，发生率为 40% ～ 80%。在慢性疾病管理过程中，老年人用药依从性差，是造成疾病治疗效果不理想的一个重要原因，也是最让医生"头痛"的问题之一。良好的用药依从性有时候比"看名医""买贵药"更重要，更能决定疾病能不能治好。因此，老年人都应该好好想想，在用药方面是不是"不太听话"。

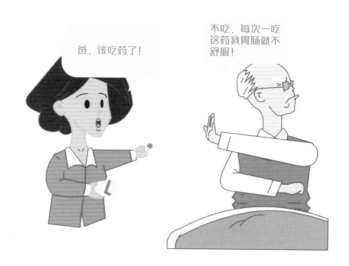

📖 为什么要"按时""按量"服药

很多人在门诊看完病后，医生千叮咛万嘱咐，一定要"按时""按量"服药！然而，大部分老年人忘性大，吃药总是"三天打鱼，两天晒网"，想起来就吃，忘记了就算了，记起来就补服药。还有一部分老年人治病心切，以为药吃得越多，病好得越快。俗话说"是药三分毒"，药物一般都有一定的不良反应。可见，老年人遵医嘱"按时""按量"服药非常重要，否则可能会导致治疗失败或药源性疾病。

药物在人体内是有"寿命"的，我们称为半衰期，即血浆中药物浓度下降一半所需要的时间。药物半衰期与给药次数密切相关，如注射用头孢唑林钠的半衰期只有 1.5 ～ 2 小时，每天需要给药 3 次；降压药厄贝沙坦片的消除半衰期为 11 ～ 15 小时，每天只需给药 1 次；治疗骨质疏松症的阿仑膦酸钠片在人体内的终末半衰期大于 10 年，只需在每周固定的一天晨起时服用。因此，每个药物都有其最佳的给药时间，只有遵医嘱"按时""按量"服用药物，药物在血液中才能保持有效的血液浓度，才能更好地发挥治疗疾病的效果。

大部分老年人忘性大，且需要长期服药，漏服药物是常事，那老年人平时漏服药物该怎么办呢？此时一定不能随意补服，要视漏服药物的情况而定。如果发现漏服的时间在 2 次用药间隔一半以内，可立刻补服原剂量，下次服药时间不变；如果发现漏服的时间接近下一次服药时间，则不必补服，在下一次服药时间正常服用即可。切不可在下次服药时间加倍剂量，特别是安全剂量范围窄、不良反应大的药物，加倍剂量可导致中毒。总之，是否需要补服应视情况而定，特殊药物需咨询医生或药师。

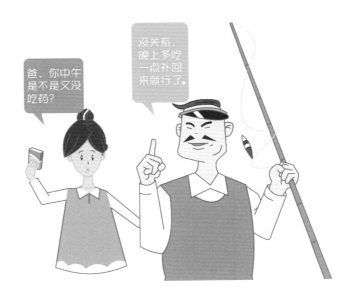

影响老年人用药依从性的因素

缺乏用药指导

用药指导是实现患者正确用药、安全用药的重要一环，医生或药师用简洁的语言文字向患者讲解药物的用法用量、注意事项及用药禁忌等内容，以确保老年人用药安全、有效。然而医生给老年人看完病后，因门诊患者过多，部分医生和药师未能详细指导老年人及其家属如何正确用药，而他们对药物的认知了解甚少，导致他们面对众多的药物不知所措，大大降低了老年人的用药依从性。

药物治疗方案复杂

生活中，老年人常同时患有多种慢性疾病，需要服用多种药物。一般来说，老年人使用的药物品种越多，其用药依从性越差，因为药物的服用时间和给药频次是不同的，导致老年人用药时间不规律，易发生少服、漏服和错服药物等情况。因此，药物治疗方案复杂也是导致老年人用药依从性差的主要原因之一。

药物不良反应的影响

周爷爷诊断出抑郁症后，医生给他开了抗抑郁药帕罗西汀。服了10天左右，周爷爷出现眩晕、嗜睡、视力模糊等不良反应，他以为服药加重了病情，就自行中断了治疗。生活中，类似周爷爷这种因药物不良反应大而自行停药的情况十分常见。抗抑郁药见效时间长，不宜突然停药，此类药物突然停药会引起停药综合征。所以各位老年朋友，如果您感觉用药疗效不明显或者出现了不良反应，应马上咨询医生或药师用药方案，再决定是停药还是更换其他药物。

■ 记忆力下降

老年人随着年龄的增加，机体各组织、器官功能呈退行性改变，记忆力逐渐减弱，日常生活能力和理解能力普遍下降，导致漏服、少服、多服或误服药物的情况时有发生，身边无家属或监护人照顾的老年人发生这种情况的概率更高。

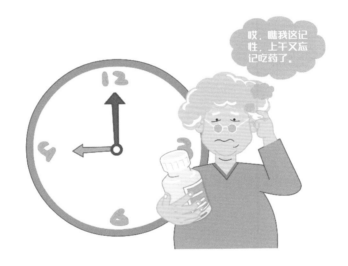

■ 主观因素的影响

小李的爷爷患有高血压，经过一段时间的降压治疗后，眩晕、头痛症状消失，身体也没有其他不适，就停用了降压药，也没有听从医嘱复查。停药仅仅几天，李爷爷的病情加重，血压也升高到比之前更高的水平。李爷爷很苦恼，明明病已经治好了，为什么病情还加重了呢？实际上，很多慢性疾病需要长期且规范的治疗，不要以为控制住病情就可以随意停药了。如果自行停药，轻则加重病情，重则危害生命。因此，对于慢性疾病，老年人应长期坚持药物治疗，以减少疾病的复发或并发症的发生，提高其健康水平和生活质量。

提高老年人用药依从性的方法

加强用药指导

老年人因缺乏用药方面的知识而导致用药错误，是老年人用药依从性差的主要原因之一。因此，医生和药师对患者的用药指导是十分必要的。医生和药师为老年人及其家属讲解药物的用法用量、用药时间、疗程、不良反应、注意事项、禁忌和储存方式，让老年人做到明明白白用药，特别是那些有特殊用法、不良反应大的药品，一定要详细、耐心地交代清楚。直观的用药指导既能缩短医生、药师与患者的距离，提高患者对医生和药师的认可度、信任度，使其能更好地配合治疗，也能节约治疗成本。

简化治疗方案

很多老年人由于同时服用多种药物或给药次数多等治疗方案难以遵医嘱服药。面对这些问题，医生和药师通过简化老年人的用药方案，能大大提高其用药依从性，如针对服药品种多的老年人开具复方制剂，为需要长期服药或给药次数多的老年人开具缓控释制剂。这样不仅解决了给药品种多、给药次数多的问题，也降低了不良反应发生的概率，还可以减轻老年人的经济负担。

家人提醒

现今我国已处于人口老龄化阶段，很多子女忙于事业，无法陪在老人身旁，"空巢老人"的现象十分常见。家人要时刻关注家中老年人的用药情况，特别是记忆力差、生活不能自理的老年人，防止漏服、多服、误服药物等现象的发生。家人可通过定时电话提醒、设立闹钟、建立用药档案表等方式提醒老年人"按时""按量"用药，以提高老年人的用药依从性。

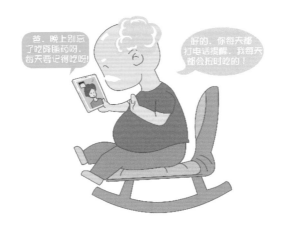

加强医患沟通

成功的医患沟通能较好地缓解老年人的紧张情绪，有利于增加老年人对医生和药师的信任，提高老年人的用药依从性，从而提高其治疗效果。医生和药师在与老年人及其家属的沟通过程中，不仅能了解老年人的身体状况、经济条件和对治疗方案的态度与想法，也能让老年人更多地了解药物相关知识，有助于用药方案的贯彻执行，提高老年人的健康水平和生活质量。

（吕金凤）

老年人的居家用药护理

由于老年人生理功能改变，其听力、视力及记忆力减退，服药不能严格定时、定量，甚至遗忘、重复、误用，导致剂量不足或过量。因此，老年人的居家护理至关重要。

什么是老年人的居家用药护理

老年人的居家用药护理是指社区医护人员与老年人及其家属合作，通过学习系统的自我用药管理，使其掌握用药的知识和技能，提高战胜疾病的信心和与医护人员交流的技巧，是对疾病自我监测和控制的新型老年慢性疾病管理模式。

如何帮助老年人做好居家用药护理

鼓励老年人积极参与疾病监控

李爷爷患高血压已有 20 余年，服药依从性一直不好，问其为什么不按时服药时，李爷爷自信地回答："我自己的身体自己知道，肯定没事。"因此，护士针对李爷爷的情况，为他准备了一个血压自我监测手册，鼓励李爷爷自己在家测量血压并记录。在血压自我监测的过程中，李爷爷开始了解自身的血压情况。

服药日记、病情记录可以反映患者一段时间内的病情变化。指导老年人记录服药日记、自我病情记录等，对服药行为进行自我监测，可以调动老年人的参与积极性，使患者直观地意识到规律服药的重要性，从而提高其服药依从性。

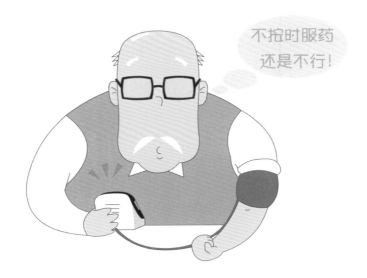

■ 建立社区老年人用药俱乐部

在社区建立老年人用药俱乐部，定期开展各项活动，专科护士每个月对老年人及其家属进行一次随访，记录服药情况，组织家属进行集体宣传教育，通过家庭干预做好老年人的居家用药护理。

■ 编写老年人居家用药护理手册

由于老年人记忆力逐渐减退，口头教育后容易遗忘，结合书面提醒可使老年人更容易掌握用药信息。老年人居家用药护理手册的内容应充分征求社区老年人的意见，以漫画等多种形式展现。

▌ 制作个性化药盒

个性化药盒可使用较大字号的服药标签、对药品进行定量包装、设置服药提醒器等。

张奶奶有冠心病、高血压、糖尿病等多种老年人常见慢性疾病，每天需要服用 7 种药物，分早、中、晚 3 次服用，每次服药的种类和剂量不同。每次到了服药时间张奶奶都非常苦恼，不识字的她，每天取药都需要很长时间，而且非常容易出错。护士给张奶奶准备了一个小药盒，药盒子里有 3 个独立的小格子，一个格子上面有"公鸡"图案代表"早上"，一个格子上面有"太阳"图案代表"中午"，一个格子上面有"月亮"图案代表"晚上"。这样张奶奶的家人只需要提前为她搭配好药物，就不会出错了。

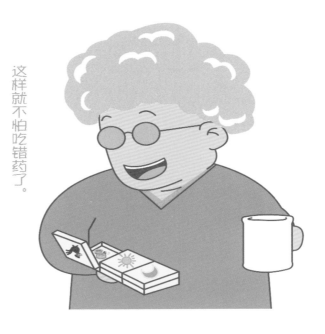

这样就不怕吃错药了。

护理人员在老年人居家用药中的角色定位

教育者角色

加强健康教育，获得社会及家庭支持，让老年人充分认识到慢性疾病虽然不能根治，但可以控制，必须坚持长期治疗，以减少并发症的发生。护理人员通过科学的用药指导，强调规范用药的重要性和不规范用药的危害性，提高坚持服药的主动性、积极性，使药物的疗效得到充分发挥。护理人员应将特殊制剂的药物分类标识，避免不良反应发生，如缓释剂型只能整片吞服，不可压碎服用，因为外层破坏后药物就失去了缓释作用，迅速吸收易出现不良反应等。针对高龄、低文化程度、低收入、安全用药知识相对缺乏且通过讲座、书面健康资料难以达到宣传教育效果的老年人，应入户随访。对老年人及其家属进行个体化健康教育，指导老年人安全用药。

同伴角色

良好的伙伴式护患关系，可以使护理人员与老年人保持良好的沟通，及时提供有关知识，回答其提出的任何用药相关问题，从而形成老年人用药的良性循环，避免老年人在药店私自买药或服用家中备用药的情况，由于没有专业医生指导，易存在安全隐患。护理人员建议或协助老年人在用药前后保持口腔清洁，避免异味刺激；应协助行动不便或身体衰弱的老年人服药，给予足够的水，并确认药物已经咽下而未黏附在口腔黏膜上。

健康管理者角色

护理人员应在老年人第一次用药前，告知药物注意事项，并在药盒上做明显标识；当老年人服用 5 种以上药物时，要严密监护药物的使用，并注意观察药物的不良反应。

老年人居家用药护理的特殊性

根据病情，采用适合老年人服用的剂型

老年人视力、听力、吞咽功能降低，不能有效辨认刻度，有吞咽功能障碍的老年人口内经常残留药物，未完全咽下，影响药物的吸收。应教会老年人正确的服药方法，如交代以坐位或站位服药最好，服药后至少 5 分钟才可平卧，服药时饮水量不得少于 100 mL，避免夜间服药，吞咽困难的老年人不宜用片剂，最好用液体型药物（如冲剂、单剂量小瓶口服液等），助消化药物不宜用热水服，刺激性药物用吸管服，片剂可在医生指导下碾碎，按种类分次服用，防止误吸。

定时清理家庭小药柜

部分老年人不注重检查药品的有效期，容易服用过期、变质的药品，应定期清理过期、变质药品，长期服用一种药物时要督促其定时到医院监测血药浓度，认真记录并保存。

做好老年人药品安全管理

现在很多家庭三代同堂，甚至四代同堂，在做好老年人居家用药护理的同时，应对老年人的药物做特殊标记，药物应放置在家中固定、易看到、儿童不易触及的地方。

■ 注重心理护理，加强卫生宣传教育

有的老年人自我保健意识差，服药时间越长，麻痹思想越严重，不能长期坚持用药；有的老年人过分依赖药物的效果，擅自加量，随意滥用保健食品。针对不同老年人的心理状态，应给予不同的心理护理，加强监督，使其主动坚持服药。同时，鼓励家属对老年人多关心、陪伴，以老年人能够接受的方式讲解疾病相关知识及长期规律坚持服药的重要性。

（刘万里）

正确认识保健食品

正确区分食品、特医食品、保健食品、药品

　　随着人们生活质量的提升，在吃饱穿暖后，身体健康状况也越来越受到重视，各种"延年益寿"的养生产品——保健食品、特医食品等也应运而生。与此同时人们对它们产生了各种疑问，首要问题便是如何区分它们。

　　食品就是日常生活中吃的、喝的，用来填饱肚子的东西。特医食品属于食品，但这类食品是为了满足有进食困难、消化吸收障碍、代谢紊乱或特定疾病状态人群（如肿瘤、胃肠道消化功能不全、肝肾功能障碍、大面积烧伤、创伤患者等）对营养素或膳食的特殊需要，而专门加工配制而成的配方食品。保健食品，常被人们简称为保健食品，是指具有某些特定保健功能，或者以补充维生素、矿物质为目的的食品。药品是当我们生病时首选之物，它不但能够预防、治疗疾病，而且还能够有目的地调节人体的生理功能。

　　虽然说这些产品都能"延年益寿"，但它们的用法、用量还是有区别的。一般来说，食品仅口服，没有规定的用量；特医食品，特定人群可口服或者管饲，虽然未规定用量，但需要在医生和临床营养师指导下使用。药品和保健食品则有规定的用法、用量，而药品不仅可以口服，还可注射、涂

抹等。同时，从产品的形态上对它们进行初步区分，普通食品符合各种常见食品的形态；特医食品目前常见的形态为粉末态、液态；保健食品的常见剂型有片剂、胶囊、口服液等，部分与普通食品形态相似；药品剂型种类很多，常见的有片剂、胶囊、注射剂、丸剂等。总结以上几点，我们消费者应该对食品、特医食品、保健食品、药品有了相对确切的认识，正确区分它们，才能正确、合理地使用，从而达到最佳效果。

保健食品是否可以长期食用

在日常生活中，我们可能会听到这样的对话。有人问："王奶奶，您现在一直在吃保健食品吗？"王奶奶拿着保健食品瓶子与朋友说："儿女孝顺，经常会买保健食品为我们补身体，所以一直坚持在吃。"保健食品真的可以长期食用吗？真的没有不良反应吗？答案是否定的。

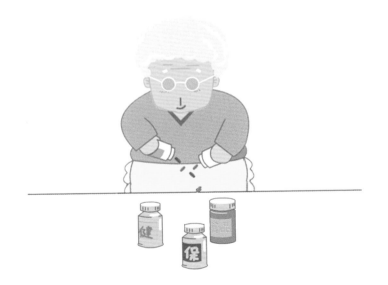

对于老年人来说，最常见的保健食品主要成分有中草药、矿物质、维生素、蛋白质等。

对于中草药类保健食品，越来越多的研究表明，如果长期服用某些含有中草药成分的保健食品可能会导致药物性肝炎、肝损害，甚至发展为肝衰竭等严重疾病，这需要引起我们的高度重视。常见易导致肝损害的中草药有何首乌、补骨脂、延胡索、大黄、决明子、附子、土三七、雷公藤、黄药子等。在服用含有中草药的保健食品时，一定要注意用药的时间和具体的用量，有些中草药在短时间内按合理剂量服用不会出现身体上的变化，但如果长期服用，有可能会引起药物在体内蓄积，最终引起不良反应。

对于维生素类保健食品，大部分人认为对身体有利，可以尽量补充。但摄入过量维生素会有不良反应。对于矿物质类保健食品，老年人服用相对较多的是钙片，每日钙含量在身体所需要的范围内对人体是有利的，但如果长期服用钙片加维生素 D 类保健食品，应该注意防止身体产生不良反应。如果大量食用蛋白质类保健食品，其分解产物尿素等会加重器官的运行负担，长期食用会影响到肝肾功能。

一项研究表明，长期服用某些保健食品，不但不能防病，反而可能增加死亡危险。对于正常人来说，人体需要的一些维生素、矿物质和蛋白质可以从食物中获取。老年人等特殊人群可服用适量的、具有针对性的保健食品作为营养补充，但应询问专业人士，不能随便盲目食用，并且需要防止过量。保健食品有其优点，但是也会存在一些不良反应，我们在食用保健食品时，一定要全面地思考，仔细慎重地进行补给。

是否每个人都需要保健食品

"各位叔叔阿姨，保健食品对我们老年人很有用处呢！不仅可以治病，没有病吃一吃也能延年益寿、调理身体，大家有条件的可以买一点来试一试！"这是保健食品经销商经常说的话，很多老年人因为保健食品的花费太多，严重影响自己的生活，上当受骗的更是不在少数。每个人真的都需要保健食品吗？

其实保健食品并不是每个人都需要的，它只适合某些特定人群食用。保健食品说明书一般都会标明其具有的功能，因此只有该功能失调的人群食用才有保健作用。健康人则没有必要食用这种保健食品，食用后还有可能会产生不良反应，如延缓衰老的保健食品适合中老年人食用，儿童不适合食用；减肥食品适合肥胖人群食用，其他人群不适合食用。

有很多老年人由于对健康身体有着迫切的渴望和追求，在保健食品经销商的宣传下，认为自己身体虚弱，需要用保健食品来维持身体健康，盲目服用保健食品，反而给自己的健康造成损害。保健食品销售商向老年人宣传其产品时，常夸大产品效果，甚至声称有治病效果，导致一些老年人在购买保健食品后停止正在服用的药物、停止治疗，代之以保健食品，从而延误治疗甚至加重病情。

如何确定是否需要服用保健食品呢？当人体处于健康状态时，一般的食品即可；当人体处于疾病状态时，主要靠药物治疗；当人体处于亚健康状态时，可以食用某些保健食品促使身体从亚健康状态转化为健康状态。

因此，是否需要食用保健食品取决于自身的生理是否处于亚健康状态，如果是的话，就要针对性地选择保健食品，切勿盲目食用。

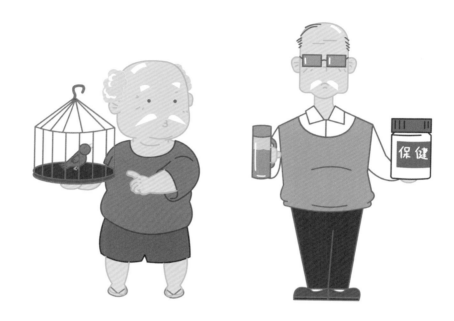

保健食品能否"治病"

某小区健康养生课堂上，一名身着白大褂，戴着黑框眼镜的"健康专家"正滔滔不绝地介绍他的保健食品："纯植物提取！没有不良反应！疗程短，见效快！除了可以溶解血栓、软化血管，治疗冠心病、高血压等心血管常见疾病有奇效，长期服用还能治疗失眠，预防老年性痴呆……"闻此功效，一些久被这些疾病缠身的大爷、大妈们顿时议论纷纷，显然是对该产品动了心。

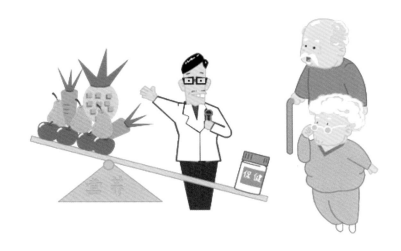

然而，上面"健康专家"所推荐的保健食品真的如其宣传的那样，有"治疗奇效"吗？

答案当然是否定的，保健食品是一种特殊的食品，包括营养素补充剂和功能性保健食品两大类。营养素补充剂并不能提供能量，其作用就是补充身体缺乏的某些维生素或矿物质，如身体缺钙时吃的钙片、缺维生素 A 时服用的维生素 A 软胶囊等均属于营养素补充剂；功能性保健食品具有调节机体功能、改善健康指标、提高生活质量的作用。但是，无论是营养素补充剂还是功能性保健食品均不以治疗疾病为目的，不具备治疗疾病的作用，更别说有什么"奇效"了。因此，试图依靠保健食品"治疗"疾病，甚至想以保健食品代替药品服用的想法是万万不可取的。

根据《中华人民共和国食品安全法》的规定，保健食品的标签、说明书上不得涉及疾病预防、治疗功能，其功能和成分应当与标签、说明书一致，必须有"本品不能代替药物"的声明。这就意味着那些声称对某种疾病治疗效果好、预防某种疾病有显著疗效的保健食品都是违法宣传。所以，在购买保健食品时，除了要注意保健食品本身是否合格、正规外，还要特别警惕那些以预防、治疗疾病为宣传导向的保健食品，以及各种"养生健康专家"，不要听信他们的一面之词，应理性消费。毕竟，去正规医院检查，并在医生或药师的指导下合理使用药品才是真正缓解病痛、治疗疾病的正确之举。

现象讨论

子女盲目给父母购买保健食品

父母年纪大了，身体也越来越差，常年在外工作回不了家、陪伴不了父母的子女们最牵肠挂肚的是父母的健康。在外地工作的小李为表达对父母的孝心，每年都给父母买许多保健食品，市场上流行哪种买哪种，父母也就胡乱地吃。眼看今年春节又到了，小李又张罗着给父母买保健食品，他妻子有些担心父母会不会因"吃不对路"吃出病来。

老年人到底需不需要服用保健食品呢？子女又该如何挑选合适的保健食品呢？一般情况下，可以给中老年人购买一些合适的保健食品，但是切不可盲目购买，否则不但起不到保健的效果，反而给父母的健康造成损害。建议子女们先了解父母的身体状况，然后咨询医生、药师等专业人员，判断是否需要给父母购买合适的保健食品。

下面 3 类是常见的适合老年人食用的保健食品，供子女们参考。

1. 提高免疫力的保健食品

随着年龄增长，老年人的免疫功能下降，可以适当食用一些提高免疫功能的保健食品。

2. 补钙的保健食品

2019 年最新的《中国居民膳食营养素参考摄入量》推荐 50 岁以上的中老年人钙的摄入量为 1000 mg/d。长期缺钙会造成老年人骨质疏松，甚至引发骨痛、骨折等问题，对老年人的健康影响很大。而老年人的胃肠道吸收功能大多已经退化，所以额外补钙很重要。同时，维生素 D 的缺乏会阻碍钙的吸收，所以补充维生素 D 也同样重要。

3. 补充微量元素的保健食品

老年人肠胃运动功能减退，或膳食不均衡，或食物的量和质有问题，会影响营养物质的吸收，也会导致微量元素缺乏。许多老年人因为缺乏微量元素而出现了一系列的问题，如食欲不振、四肢无力，重则加重胃肠功能紊乱、营养不良等。所以，老年人如果有不明原因的营养不良、脱发、四肢无力等问题，就要想想是不是缺乏微量元素造成的，及时补充或许就可巧解难题。

总之，子女们在为父母长辈购买保健食品前，一定要咨询营养师或者医生，理性购买适合的产品，千万不要盲目挑选，否则既花了钱又没能达到效果，甚至影响了父母长辈的健康。

▌ 来自同龄人的推销

我们经常在电视上看到一些保健食品的广告，其中就有吃过这类保健食品的老年人为其做宣传，声称吃了这类保健食品，疼痛的感觉消失了，身体恢复了健康，比以前更加的健朗，有力气干活、精神状态好等。或者利用其他形式，以老年人为说客，对保健食品进行推广。效果真的有这么好吗？他们是否真的吃了呢？还是接受了商家的好处，按照他们的要求夸大宣传，这一切都不得而知。

有些老年人会选择听从同龄人的话，认为和自己差不多年龄的人吃了有效果，那么在自己身上，肯定效果也会这么好，然后就盲目地购买这类产品，而忽略了个体间差异与内容的真实性。在日常生活中，老年人应该认真辨别，避免不良商家有机可乘。

面对同龄人的推销，我们要注意：保健食品不是药品，只能起到辅助作用，不要轻易相信保健食品能够代替药物，保健食品不具有治疗效果。世上没有一种药什么疾病都能治疗，对哪里都有好处。

学会分辨真假，带着理性去消费。如果饮食不能提供足够身体需要的必要物质，要结合自己身体的具体情况，选择合适的产品。最好向专业人士（如医生、药师）咨询，不要听信同龄推销员的一面之词。

▌消费认知：很多保健食品"不求有功，但求无过"

在选择购买保健食品时，很多人会抱着一种"不求有功，但求无过"的想法。这种想法其实体现了大家对保健食品功效的认知不够，归根结底，还是因为不十分了解保健食品。

保健食品的"功"肯定是有的。保健食品除了可以补充人体缺乏的维生素、矿物质外，有些还具有辅助增强免疫力、降血脂、降血糖、减肥等特定保健功能。这些功能可以基本满足服用保健食品的人群对保持健康的需求。但是，想要有效发挥保健食品的"功"，追求"无过"，这就与服用人群、用法用量有很大关系。

关于服用人群，保健食品是有特定适宜人群的，非适宜人群服用可能会感觉不到效果，甚至产生不良反应，如大豆异黄酮是一种可以改善女性经期和更年期不适的保健食品，但被豆制品过敏的人群食用，则易产生过敏反应，严重时甚至危及生命。所以，选择保健食品时一定要看看适宜使用的人群，不可盲目购买。保健食品并不是吃得越多或越久就对身体越好，应按规定的用法、用量服用，因为在该范围内服用是相对安全的，一旦服用时间过长或用量过大，有些保健食品则容易在体内蓄积，引起中毒，如维生素 A 长期摄入过多后不易排出体外，可引发骨痛、肝脾大、鳞状皮炎等中毒症状。

所以说，"不求有功，但求无过"的想法是不正确的，但我们只要选择了合适的保健食品，并按规定用法、用量服用，就能达"有功无过"的效果。

（刘韶）

药物在老年人体内的行为特点

当药物通过种种方式进入人体，它在人体"王国"中的旅行就开始了，这趟旅行叫作"药物的体内过程"。为了阐明这个过程中人体对药物做了些什么，一门叫作药物代谢动力学（简称药动学）的学科应运而生。在这门学科中，药物的体内过程被划分为四大部分，分别是：吸收、分布、代谢和排泄。

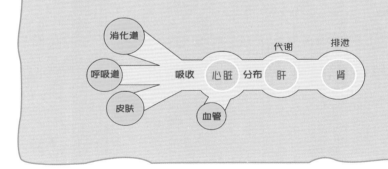

这四大部分都涉及一个概念——跨膜转运。什么是跨膜转运呢？当药物进入人体"王国"，它就进入了一个由细胞组成的世界，在这个世界旅行时从不同的细胞中进进出出。每个人体细胞的最外层——细胞膜都是由生物膜构成的，而药物的旅行就是在这些具有选择性的生物膜中穿行。

生物膜靠什么来区分和选择进入或者排出细胞的物质呢？这就涉及世界上种种物质（如食物、药物）固有的特定理化性质，如分子大小、亲水性、解离度、溶解度等。简单来说，小分子、脂溶性、非解离的物质，生物膜就会把它当作自己人，快速放行；大分子、亲水性、解离的物质想要通行就要费点功夫了，有的需要走特定通道（载体蛋白），有的甚至需要内部人员带路（胞吞、胞吐）才能通过。正是这些特定的理化性质决定了它们在人体的旅行。

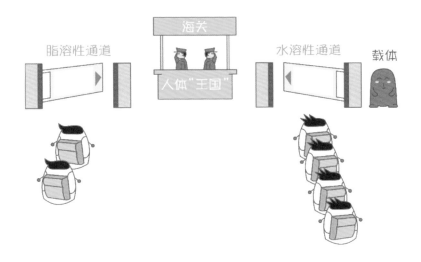

　　随着年龄增长，老年人的身体成分和器官功能发生了改变。那么，这些变化会如何影响人体对药物的处置方式呢？药物在老年人体内的行为特点会发生哪些变化呢？

　　依据药动学的划分，我们将从吸收、分布、代谢和排泄的过程，来说一说药物在老年人体内的行为特点。

药物如何被人体吸收

吸收过程是外界物质（如药物、食物）进入人体系统循环的过程。常见的途径：经消化道（如口服）、经呼吸道（如雾化吸入）、经皮肤（如贴剂）等。其中，外界物质进入人体最主要的途径是消化道，就和日常吃东西一样，是自然且方便的一种方式。

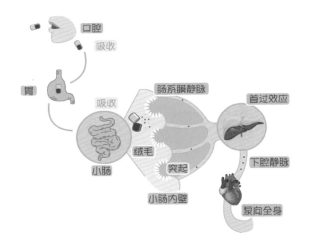

外来的这些"客人"具有不同的理化性质，就如同各国的游客持有不同护照，他们想进入人体王国，就必须在"细胞膜"海关处走不同的入境通道。当体内环境发生变化时，它们的状态随之发生变化，进而影响它们的吸收。

对于老年人来说，影响药物吸收的生理变化主要有三大类：胃酸分泌减少、消化道动力减弱，以及肝脏的体积缩小、血流量减小。下面分别对其进行介绍。

胃酸分泌减少

许多外界物质是弱酸性或弱碱性的，它们以部分电离（离子化和非离子化状态共存）的形式存在于溶液中，当溶液 pH 值发生变化，他们的解离程度（离子化和非离子化的比例改变）也会因此而改变。非离子化分子的脂溶性较高，以被动扩散的形式通过细胞膜，而离子化分子的脂溶性较低，不能穿过细胞膜。因此如果胃酸分泌减少（则胃液 pH 值升高），则弱酸性药物解离增加，离子化状态的药物增多，即吸收减少；弱碱性药物，反之。

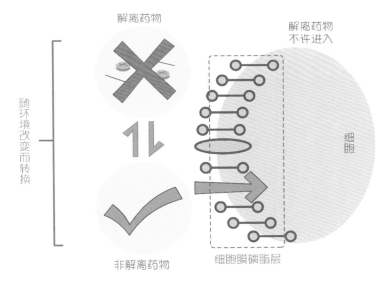

消化道动力减弱

老年人胃肠动力可能出现一定程度的降低，包括胃排空减慢、蠕动减弱和由于特定区域神经元丢失导致的结肠运输减慢。一方面，这些变化可导致药物在消化道内停留的时间延长，使原本来不及溶解的药物（难溶性药物）获得更长的溶出时间，从而增加总吸收；另一方面，高溶解性药物的吸收则可能延迟，导致最大浓度降低，但总吸收不变。

▌ 肝脏的体积缩小和血流量减少

由于肝脏体积缩小和血流量减少，这一变化可能影响首过效应。首过效应指经胃肠道吸收的药物会首先经肠系膜静脉进入肝脏，被肝脏代谢一部分，从而导致进入体循环的药量减少。老年人的首过效应减弱，需要首过效应"激活"的药物吸收量降低，而被首过效应"过滤"的药物吸收量增加。

总的来说，虽然药物的吸收经历了复杂的过程，但是，对健康的老年人来说，这些变化不会对大多数药物的吸收产生实际意义的影响。

📖 药物的分布如何变化

在药物以种种方式进入人体血管（吸收过程）的同时，药物在体内的第 2 个过程——分布就开始了。从吸收部位到达目标部位、身体各个组织、器官、系统的过程就是分布的过程，而连通它们的就是体内的"水运网"——血液循环系统。正如河道上不同的船只载着不同的货物一样，药物也搭乘着血液循环系统中的不同成分前往各个组织、器官。血液循环系统中的各种成分（如血红蛋白、白蛋白、α- 球蛋白）就是船只，各个组织器官就相当于船舶卸货的港口。

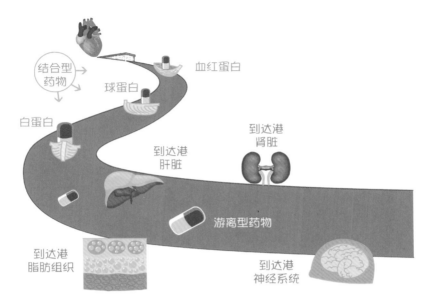

对于老年人来说，这套"水运网"主要有两大变化：身体成分比例变化和血液成分含量变化。

身体成分比例变化

老年人随着年龄增长，身体成分会发生显著变化。体脂增加 20% ～ 40%，全身水分和体重减少 10% ～ 15%。对于亲脂性药物来说，脂肪增加相当于接收、储存它们的港口变多，这将导致亲脂性药物的表观分布容积（apparent volume of distribution，Vd）增加，这类药物将更多地分布到脂肪含量高的组织、器官中，停留的时间也会延长，也就是药物的半衰期（$t_{1/2}$）延长；对于亲水性药物来说，身体中的水分减少，在药量不变的情况下，则药物的浓度升高，这将导致血药峰浓度升高，对于一些需要达到一定起始治疗浓度的药物，可能需要调整初始剂量。

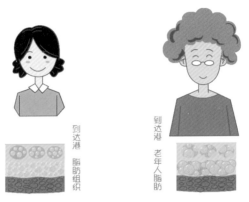

血液成分含量变化

老年人血清白蛋白浓度可略有下降或保持不变，α_1-酸性糖蛋白随着年龄增长而增加。血浆蛋白结合的变化可能只对表观分布容积小、治疗指数窄的药物有影响。因此，这方面的变化通常被认为不影响实际药物治疗效果。

老年人的药物代谢与年轻人有何区别

药物作为一种外来物质，终究是要被排出体外的。前面我们已经知道了药物根据亲水程度的高低，被分为水溶性药物和脂溶性药物。水溶性药物、亲水程度高，易溶于水，可直接随着血液循环到肾脏而排出体外；脂溶性药物、亲脂性高，不溶于水而溶于脂肪及四氯化碳、甘油、油脂等有机溶剂，不能直接从肾脏排出体外。水溶性药物会直接随着血液循环来到肾脏而排出体外，那么脂溶性药物将如何被身体排出呢？这就是所谓的"药物代谢"。

代谢是指在体内酶或其他物质的作用下，药物化学结构发生改变的过程，简单来说就是将脂溶性物质变为水溶性物质的过程。人体拥有两大代谢手段，分别是一相代谢和二相代谢。一相代谢是通过细胞色素 P450 酶对药物进行处理，它的三大手段是氧化、还原和水解，通过这些手段，可以在脂溶性物质上接上一个水溶性基团；二相代谢是结合反应，它的三大手段是葡萄糖醛酸化、乙酰化和硫酸化，通过这些手段，将一个水溶性一般的物质与一个水溶性较强的物质绑定在一起，成为一个更加亲水的物质。

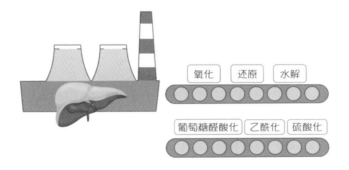

人体的代谢器官包括：肝脏、肺、皮肤、肠道、肾脏，其中最主要的代谢器官是肝脏。随着年龄增长，老年人的肝脏变小和血流量减少，大于 65 岁的人群，肝血流量可减少 20% ～ 50%。

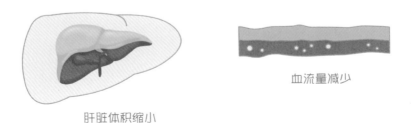

肝脏体积缩小

血流量减少

由于代谢反应需要或间接需要氧气，因此代谢器官的大小和血流量决定了代谢的效果。其中一相代谢受年龄的影响较大，这是由于一相代谢中所有的酶促过程都需要氧气作为其化学反应的一部分，而 CYP 途径尤其依赖于氧气作为共基质，与年龄相关的假毛细血管化可能导致肝细胞内氧利用率降低，从而限制 CYP 反应。二相代谢不受年龄增长的影响，这可能是因为二相代谢只间接需要氧气（产生能量），而不是像一相代谢反应那样直接作为共基质。

因此，老年人的药物代谢能力是下降的，对于经肝脏代谢尤其是经 CYP450 酶代谢的药物，需要关注药物的剂量。

药物排泄途径有何变化和特点

药物或它们的代谢物离开身体的过程就叫作排泄，人体的排泄方式包括肾脏排泄、胆汁排泄，其他组织器官（如肺、皮肤）也参与某些物质的排泄。

人体最主要的排泄器官是肾脏，药物在肾脏的排泄经历了三大过程：肾小球滤过、肾小管主动分泌、肾小管重吸收。其中，肾小球滤过主要负责在血浆中游离的药物；肾小管主动分泌负责有机酸，以及有机碱类药物；肾小管重吸收分为主动和被动，其中主动重吸收主要负责（如糖、氨基酸、维生素和电解质等）营养物质，而被动重吸收会受到尿液 pH 值的影响，其吸收程度取决于药物的脂溶性和解离度。

胆汁排泄是水溶性代谢产物的主要排泄途径，是原型药物的次要排泄途径。有些药物经胆汁排泄至十二指肠后，又被人体吸收，这个过程被称为肝肠循环。由于这一过程的存在，这类药物在体内停留的时间会延长。

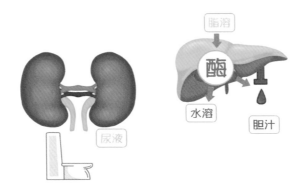

值得注意的是，肾脏排泄和胆汁排泄存在相互代偿的现象，这对于肾脏或肝脏功能不全患者的用药有一定临床意义。

随着年龄的增长，一方面，患者的肾功能减退，药物排泄量会减少；另一方面，许多与年龄有关的疾病（如高血压、心力衰竭和糖尿病），以及慢性肾毒性药物（如非甾体消炎药）可直接影响肾小球滤过率。因此，老年人在服用需要通过肾脏排泄的药物时，应当考虑到药物排出量减少的因素而调整用药量，并且密切监测肾功能及相关的临床指标。

（阳之韵）

老年人常用药的药物相互作用及与食物的影响

　　许多老年人可能同时会患有多种慢性疾病。在许多医院门诊，经常会看到一些老年人看完病后，手上提着一大袋药，拿着长长一串药单，来到用药咨询室询问："这么多药我应该怎么吃？可以一起吃吗？我是饭前吃药还是饭后吃药？"

　　老年人常同时患有多种慢性疾病。在我国，有将近42%的老年人同时患有两种以上的疾病，最常见的疾病有高血压、糖尿病、冠心病、呼吸系统疾病等。一些报道显示，我国许多老年人多病共存，在治疗中经常多药合用，包括一些与其他药物相互作用影响未知的中成药。近几年药物种类日益增多，医疗条件飞速改善，越来越多的新药用于临床，越来越多的疾病实现了早诊早治。对于同时患有多种疾病的老年人，多重用药情况不可避免，甚至非常普遍，这种多药联合的治疗方式增加了药物相互作用的机会，有些甚至会导致严重的后果。那么，我们应该如何正确地服药、药尽其用，同时又避免药物相互"打架"呢？首先让我们来了解以下几个问题。

药物的相互作用

按照医嘱用药，药能治病，但如果药物使用不当，也有可能"致病"。有研究报道，合用 5 种药物可使药物相互作用风险增加 50%，合用 8 种药物时，药物相互作用风险达到 100%。在我国有 40% 的卧床老年人处于潜在药物相互作用的危险中，其中 27% 处于严重危险状态。世界卫生组织的统计显示全球有 1/7 的老年人并非死于自然衰老或疾病，而是死于不合理用药。药物相互作用正是不合理用药的一个重要方面，因此老年人应该简单了解这一方面的知识。我们知道，药物疗效除了会受生理因素、外界因素影响以外，药物与药物之间也是有相互影响，药物相互作用即 2 种或 2 种以上药物同时应用时发生的药效变化，合理的药物相互作用可以增强疗效或降低药物不良反应，反之可导致疗效降低或毒性增加，还可能发生一些严重不良反应，从而干扰治疗，加重病情。药物之间为何会互相影响呢？我们可以从以下几个方面来理解。

■ 影响药物的吸收

有些药物会导致其他药物的吸收减少或增多。老年人代谢能力下降，服用药物种类较多，合用的药物可能会在吸收环节发生相互作用，如质子泵抑制剂会升高胃内 pH 值而抑制亚铁离子的吸收。

■ 影响药物的分布

某些药物进入人体后与血液中的血浆蛋白结合，形成贮存药物的"临时仓库"，然后慢慢释放入血液从而发挥药效。但如果老年人同时服用了其他容易与血浆蛋白结合的药物，就会使原有药物被置换入血液，从而大大提高了药物浓度，引起药物过量。

■ 影响药物的代谢

我们服用的许多药物都在肝脏被代谢，起到关键作用的"小帮手"，我们称之为药物代谢酶。但是有些药物不甘心被酶乖乖代谢，它们对酶也会起到促进或抑制的作用。如果药物促进了酶的工作，那么其他药物代谢就会加快，从而达不到理想的浓度，影响了药效。如果另外一些药物抑制了酶的工作，那么其他药物浓度就可能升高，从而发生不良反应。这也是药物发生相互作用最重要的原因之一。

■ 影响药物的排泄

老年人的肾功能会随年龄增长而减弱，表现为肾小球滤过率降低、肾血流量明显减少、肾小管功能减退等。除了一些生理因素对肾功能的影响，老年人常见的慢性疾病（如高血压、心力衰竭、糖尿病、肾病等）也会对肾脏造成损伤。由于药物间的相互作用，易排泄的药物会与不易排泄的药物进行竞争，而不易排泄的药物就会因为竞争失败而留在体内，容易出现不良反应而影响健康。

总而言之，许多药物之间都有可能发生相互作用，老年人服用药物的种类越多，这种风险也越高。但老年人需要正确认识药物相互作用，切不可因此而中断治疗，影响病情。只要我们正确处理，提前防范，许多有害的药物相互作用是完全可以避免的。

哪些药不能一起服用，会出现什么影响

老年人各组织器官都有不同程度的退行性变化，服用的药数量大、种类多，有时还会因为病情需要加药或停药，这么多种药一起吃难免会"打架"。那么，老年人服用频率较高且易发生相互作用的药物有哪些呢？我们重点来介绍 3 类药物：中枢神经系统药物、心血管系统药物和解热镇痛药物。这些药物可能会出现以下药物相互作用和不良反应。

中枢神经系统药物

中枢神经系统药物主要包括镇静催眠药，如苯巴比妥、氯硝西泮、地西泮、唑吡坦等。老年人对于这类药会比较敏感，如老年人大脑皮层神经元退化、脑血流量减少等。许多老年人由于病痛等因素，失眠情况较严重，经常会使用镇静催眠药，如咪达唑仑、三唑仑、阿普唑仑等需要经过肝药酶代谢，与其他抑制酶的药物合用，显著减慢其代谢，加强镇静催眠作用；劳拉西泮、奥沙西泮等药物无须肝药酶代谢，较少发生代谢性药物相互作用。

▌心血管系统药物

心血管系统药物即降压药、调脂药等，如厄贝沙坦、卡托普利、尼群地平、非诺贝特、洛伐他汀等。降压药中普利类（angiotension converting enzyme inhibitors，ACEI）与沙坦类（angiotensin Ⅱ receptor blocker，ARB）这两类药物较少发生药物相互作用，但是与保钾利尿药（如螺内酯）合用可导致血钾升高。降脂药物，如瑞舒伐他汀、普伐他汀和匹伐他汀药物相互作用较少，需要重点关注与环孢素合用时存在的严重相互作用。硝酸酯类药物（如硝酸甘油）不经过肝药酶代谢，较少发生药动学相互作用，但是与其他扩张血管药物（如西地那非、伐地那非、他达拉非等）合用有发生严重低血压的风险，所以禁止合用。

▌解热镇痛药物

解热镇痛药物即解热镇痛药和抗炎镇痛药，如阿司匹林、布洛芬、吲哚美辛、对乙酰氨基酚、美洛昔康等。老年人代谢功能差，长期服用可能会出现很多胃肠道反应，如恶心、呕吐、胃痛等；糖皮质激素和阿司匹林合用时，可能降低阿司匹林的血药浓度。如果老年人本身就有胃肠道疾病，需慎用此药，消化性溃疡患者更要禁用。

一些中草药、保健食品等也有发生药物相互作用的潜在危害，老年人对服用的种类繁多的药物产生疑惑，担心发生药物相互作用时，可以向专业的医生或药师寻求帮助。

服药期间对饮食的要求

随着人民的生活水平日益提高，我们的饮食越来越趋向多元化，对健康的追求也更加迫切。过去对服药期间的饮食要求只是停留在清淡饮食，饭前、饭后吃药，忌烟酒及生冷辛辣的食物，现在大家更想了解的是食物中的成分是否会影响药物疗效，是否会带来一些药物不良反应。

服用解热镇痛抗炎药时的饮食注意事项

麦芽糖、枣、蜂蜜等含糖量高的食物会和抗炎、解热药形成复合体，减少药物的吸收；酒精会增加对乙酰氨基酚对肝脏的毒性，大部分的感冒药中都含此成分，在服药期间禁止饮酒；咖啡因会加重布洛芬对胃黏膜的刺激，甚至会诱发胃出血、胃穿孔等，也应当少喝咖啡、可乐等饮料。食物也不是全都对药物产生有害的影响，它也可避免阿司匹林、布洛芬、吲哚美辛等药对胃肠道的刺激，饭后服用可能会减少恶心、呕吐、厌食等不良反应。

服用精神科药物不能与西柚同服

西柚汁会抑制肝脏和肠壁细胞，影响降压药的疗效，引起血压波动。受西柚汁影响的常用精神科药物有阿普唑仑、丁螺环酮、舍曲林、卡马西平及美沙酮等。

服用抗心绞痛的药物不能与酒精同服

硝酸甘油和酒中的乙醇成分可发生双硫仑样反应，服用硝酸甘油和硝苯地平等扩血管药后饮酒，会导致血管过度扩张，出现头痛、血压骤降、休克等症状。

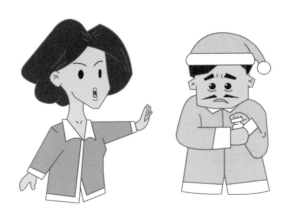

■ 服用镇静催眠药应避免咖啡、酒精

咖啡本身有提神、兴奋的作用，会大大降低镇静催眠药的药效，导致治疗失败；酒精对镇静药这种中枢神经系统药的影响就更严重了，它会使中枢镇静作用大大加强，甚至出现中枢过度抑制，发生脸部发红、头痛、呼吸困难、血压骤降，甚至呼吸抑制而死亡。因此这类中枢神经系统药是需要重点关注的。

■ 螺内酯不能与高钾食物同时服用

许多老年朋友喜欢吃菠菜、香蕉、土豆等这些含钾高的食物，这些食物都不能和螺内酯同时服用。螺内酯是保钾利尿药，会阻止钾离子的分泌，引起血钾过高，故服用期间要少吃高钾的食物。

■ 吸烟是大忌

有些老年朋友是"老烟枪"，几十年也戒不了，可是当生病服药时，就会发现药物效果不佳，这是因为烟碱会加快肝脏代谢药物的速度，导致血液中的药物浓度不足，很难发挥药效。因此，在服药后的30分钟内是不能吸烟的。

日常生活中用药的注意事项

尽量减少用药种类

老年人用药应选择针对性强、作用较缓和的药物。患有多种疾病的老年人应避免不必要的重复用药和联合用药。同时联用的药物一般控制在2～3种为好。

服药选择最佳时间

不同的药物有各自的最佳吸收和作用时间，按规律给药可以事半功倍。洋地黄、胰岛素在4：00～6：00给药效果更明显；降压药在6：00～8：00给药最合适，因为6：00～10：00是血压高峰期；铁剂、止痛药、抗肿瘤药在饭后服用可以减轻胃肠道不适；健胃药、抗酸药、降糖药、利胆药等则在饭前服用疗效更好。

不宜频繁更换药物或停药

频繁换药会使用药前后的药理作用和相互作用"发生冲突"，私自停药也会导致原来的疾病复发或更严重，引发一些不良反应。因此换药、停药时要谨慎，及时和主治医生沟通交流，听取医生的建议，定期做检查监测自己的指标。

就诊时要向医生详细说明疾病史和用药史

向医生详细说明疾病史和用药史，医生充分了解病情后才能准确用药。医生开具新的药物处方时，老年人应询问用药的目的，以及如何服药（如服药时间、剂量、注意事项及疗程等），或拿药时询问药房的咨询窗口。一旦服药后原有疾病加重或与其他药合用后出现不良反应，老年人应立即向医生说明情况，便于及时调整用药方案。

老年人对药物及自身疾病的了解加深后，才能更好地用药。老年人不能"怕吃药"，而是要"用好药"，这样才能拥有丰富多彩的老年生活。

（成舒乔）

能口服不输液

药物口服好还是输液好

"医生，我都吃了两天药了还没好，快点给我输液吧！""医生，输液比吃药好得快，少遭罪，请你帮我输液吧！"在门诊、急诊，这样的话常常能听到，医生对这些要求往往哭笑不得。静脉输液真的比口服药物起效快吗？口服药、静脉输液有何不同？

口服药与静脉输液的区别

在临床上给药的途径有很多，包括口服、静脉输液、肌内注射、经皮贴剂等。口服药与静脉输液的根本区别在于生物利用度。口服药需通过肠道分解、释放再吸收入血，起效需一定时间；而静脉输液不经消化吸收，直接进入血液循环，药物的生物利用度是100%，迅速起效，可发挥全身或局部治疗作用。同一种药物，也可能制成口服药、静脉药两种剂型，因此选择口服药或输液时必须权衡利弊。其中最常用、最安全、最简便的是口服，如果疾病用口服给药完全能够达到治疗目的，应首选口服给药的途径。例如，喹诺酮类抗菌药口服剂的生物利用度可达90%以上，与输液相比没有明显差异；而头孢类的口服吸收量可能少于输液，但对于轻症患者而言药效足够，也无须输液。但有些药物因不易被胃肠道吸收，或受酸碱、消化酶等影响较大，或对消化道刺激大，不能经口服途径给药时，需使用注射剂，经静脉或肌内、皮下等途径给药。

■ 盲目"迷信"输液有风险

在许多国家,静脉输液是急救患者、重症患者和不能进食患者的给药方式,过度和不合理的输液不仅造成医疗资源的浪费,还增加了患者的治疗风险。与其他治疗方法相比,静脉输液治疗复杂且有损静脉,药物直接进入血液,治疗风险相对较高,严重不良反应和输液反应的发生风险增加,医源性感染、潜在和持久的微粒污染、交叉过敏、耐药性、药物耐受性、配伍禁忌发生率增高,会刺激血管、加重心肾负担和其他严重的健康问题。回顾2013—2018年的国家药品不良反应监测年度报告也可以发现,在药品不良反应中静脉注射给药占比最高,在55%以上;严重药品不良反应报告的给药途径以静脉注射为主,占70%以上。

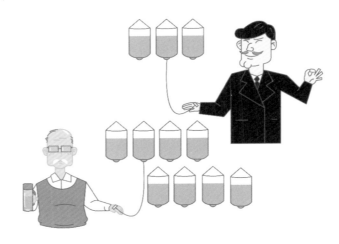

■ 部分口服药可达到与输液同等的疗效

世界卫生组织倡导的用药原则是"能口服不肌注,能肌注不输液"。以临床最常见的急性上呼吸道感染为例,也就是大家常说的感冒,多由病毒感染引起。临床试验证明,病毒性感冒的病程是自限性的,静脉用药大多无益，多喝水、注意休息多可自愈。至于细菌性上呼吸道感染，如发热低于 38.5 ℃，白细胞轻度升高，口服药物就够了，没有必要输液。随着药学的发展，曾经必须静脉输液的疾病，而今口服药也可以达到基本相同的治疗效果。从长远来看，口服药作为最安全、最方便、最经济的给药方式，势必是未来发展的方向。

■ 这些情况下优选输液

第一，要看所选药物的性质，主要是解毒、脱水、利尿、维持血液渗透压、抗肿瘤等药物；第二，要看患者的生理状态，主要用于禁食、不能经口摄取食物、管饲不能得到足够营养的患者等；第三，要看患者的疾病状态，如烧伤、失血、休克、脱水、严重呕吐、腹泻、严重感染、大型手术后、代谢性或呼吸性酸中毒等，需要及时补充液体及电解质，以及需要抢救的紧急状况，应选择输液给药。总之，患者最恰当的做法是遵从医嘱，科学理性就医，合理选择给药方式。

📖 医生，我需要定期输液"通血管"吗

"哎呀老李，你这个血脂有点高啊，肯定是没有注意保养，要定期去输液清理下血管，趁早预防心血管疾病！"

"是的、是的，你看隔壁孙大姐、赵大哥去年输液保养，感觉高血压、脑梗死都好多啦，你赶紧跟我们一块儿去医院'挂挂水'，疏通保养下血管吧！"

步入秋冬季节，身边有不少"三高"的老年人纷纷主动去医院或社

区门诊输液，保护血管，调整身体准备度过寒冬、迎接新年。那么，定期输液"通血管"的方法到底靠不靠谱呢？

很多老年人都存在这种误解，认为输液能够疏通血管，改善"血稠"，但是这种保养方法并不科学，而且没有预防血管疾病的功效。一般这种老年人输注的是活血化瘀的中药制剂，或者扩血管药物，如丹参、川芎嗪等，其作用是暂时性地扩张血管、抑制血小板聚集、增加循环血容量、改善脑灌注。但是这类药物一般作用时间较短，只能暂时起作用，输液结束后药物迅速代谢，不会有长期的"血管修复"效果，更不可能起到"清理"血管的作用。

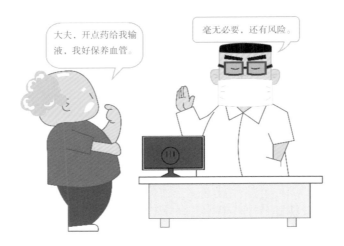

此外，盲目输液的风险也不容忽视。首先，输液对静脉是有伤害的，且液体中的微粒容易黏附在血管上，反而不利于血管的疏通，大量液体的输入也会加重心肾负担，增加心力衰竭和肾衰竭的风险，是非常危险的。其次，对于有出血倾向的老年人，没有指征地输注活血药物会增加其出血风险。此外，反复静脉输液还会增加静脉炎、过敏和感染的概率，而且也可能引起药物耐受。

由此可见，如果没有明确的指征，建议患者不要为了预防心脑血管疾病而盲目输液，不仅难以取得预期的疗效，还增加了患病风险和经济负担。针对老年人关注的心脑血管疾病，相比输液"保养"，更重要的是坚持合理用药，控制好与心脑血管疾病相关的危险因素，保持健康的生活方式，才能从根源上延缓血管硬化的过程，减少心血管疾病的相关风险！

老年人输液有什么特殊之处

老年人在选择输液治疗方法时，应注意以下几个方面的问题。

静脉穿刺血管难度、风险增大

老年人的血管随年龄递增而呈进行性硬化加重，表现为静脉管壁增厚，管腔狭窄，血管弹性降低、脆性增加，大大增加了静脉穿刺的难度。体质瘦弱的老年人皮肤松弛、皮下脂肪少，针头容易滑动，不易固定；体质肥胖的老年人血管深浅不易掌握；慢性疾病和体质差的老年人血管脆性和通透性增加，容易导致漏针。由于老年人对疼痛、肿胀不敏感，一旦漏针不易被发现，会刺穿血管使药液渗漏到皮下，导致局部组织水肿或淤斑，甚至红、肿、痛或组织坏死等。

心脏的负荷能力减弱

由于老年人心肌细胞萎缩，心包膜下脂肪增多，心内膜增厚，心脏生理功能减退，使老年人的心脏功能只能应付一般的负荷，维持适宜的心排血量。如遇较大的刺激（如失血、过量输液等），可因不能产生调节反应而导致心肌缺血，甚至心力衰竭等。因此，老年人输液除要控制总量、减少钠盐的输入外，还要根据病情控制输液速度。

▌过敏反应的感受和反应减退

老年人身体的各种反应功能减退，发生输液过敏反应后，常无法察觉，而且寒战、荨麻疹等过敏症状常不典型，周围人发现时往往早已错过了前期抢救时机，更有可能在发生过敏性休克等严重不良反应时，因抢救不及时而发生生命危险。

基于此，老年人输液更应该慎重。根据病情所需输液，一定要在医生的指导下选择合适的药物，在正规医院的门诊和住院部接受输液治疗。

老年人输液时需要注意什么

我们知道老年人随年龄递增会出现生理功能减退，会在一定程度上增加输液的难度和风险，那么对于必须输液的老年人，有哪些需要注意的事项呢？

▌分组给药，要冲洗输液管

两组不同的药液分开滴入时，当滴完第一组药液后，应加入适量的5%葡萄糖溶液或生理盐水冲洗输液管，避免不同药液之间发生相互作用。此外，若液体滴完即拔针、加压，穿刺部位血管就会留有一定量不流动的药液，因此在药液将滴完时，应再滴入适量的5%葡萄糖溶液或生理盐水，以保证血管内不留有药液，避免刺激性强的药物对血管产生刺激，造成人为的血管破坏。

把握好输液的滴量和速度

老年人输液时应以每分钟 20 ～ 40 滴为宜。若点滴太慢，时间过长，会影响药效的发挥。心力衰竭患者的滴速应控制在每分钟 15 ～ 30 滴，以免增加心脏负担而出现意外。年老体弱者最好选择卧床输液，以减少因输液时间过长引起的体力消耗。

防范过敏反应和输液反应

老年人输液时，应备好肾上腺素、地塞米松、尼可刹米等急救药品，以随时做抢救之用。如果选择在家里输液，第一次或前几次也应在医院里进行，待观察确定无过敏反应后，方可在家继续输液。

不宜空腹输液

老年人不宜空腹输液，饥饿状态本身有时会诱发或加重药物的不良反应。空腹时药物进入血液循环后到达胃肠道毛细血管，刺激胃肠黏膜，引起胃液分泌过多。此时若空腹，胃内无食物中和、稀释胃液，就会引起反酸、恶心、呕吐等胃肠道反应，因此老年人不宜空腹输液。

（曾双双）

药品保存需了解的常识

📖 药品保存中常用的专业术语

王药师是一名主管药师，在门诊药房用药咨询室上班时经常会回答老年人或其家属提出的一些用药问题。一天诊室来了一位大妈，对王药师述说让她有点犯愁的一件事，因为发药药师交代她买的药物（双歧三联活菌）要在 2～8 ℃下保存，那回家后应怎样保存才合适呢？

药物根据品种不同，贮藏条件也不一样，因此需要先了解几个主要的专业术语。

①遮光：指用不透光的容器包装（如棕色容器或黑色包装材料）包裹的无色透明、半透明容器。②避光：指避免日光直射。③密闭：指将容器密闭，以防止尘土及异物进入。④密封：指将容器密封，以防止风化、吸潮、挥发或异物进入。⑤阴凉处：指不超过 20 ℃。⑥凉暗处：指避光且不超过 20 ℃。⑦冷处：指 2～10 ℃。⑧常温（室温）：指 10～30 ℃。

在购买药品时，每一种药品都在其包装盒内配备了相应的药品说明书，说明书其中一项【贮藏】即对该药品的保存提出了要求。例如，阿仑膦酸钠片（治疗骨质疏松）说明书【贮藏】标注：15～30 ℃保存，即可在常温（室温）下存放。苯磺酸氨氯地平片（降压药）说明书【贮藏】标注：遮光、密封、阴凉处（不超过 20 ℃）保存，即要避免日晒，放在阴凉的地方。

而上面王药师被问到的"双歧三联活菌"是一种调节肠道菌群失调的药物，化学名为"双歧杆菌三联活菌散"，主要成分为3种活性益生菌，研究表明保持益生菌的活性以冷藏效果最好，这样可使其在发挥作用前处于最佳的保质状态。因此，说明书【贮藏】注明：2～8 ℃避光保存，即冷处保存，一般置于家中冰箱的冷藏柜里较适宜。

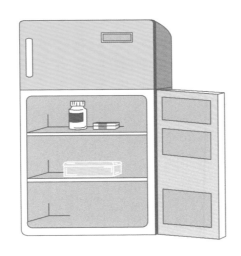

📖 家庭备存药品保存中应注意的事项

李大爷家有5口人在一起生活，老两口加上儿子、儿媳与孙女，为较典型的"上有老、下有小"的中国传统家庭生活模式。老两口随着年龄增大逐渐出现各种老年病，备存了治疗失眠、疼痛、心脑血管疾病的多种药物。儿子与儿媳正处于中青年事业上升期，面临着高强度的工作压力，备存了治疗肌肉关节痛、护肝养胃、清热解毒的药物。孙女尚小，免疫力较弱，容易感冒、发热、腹泻，给孩子备存了退热、治疗咳嗽和腹泻等的药物。这么多的药，怎样存放才好呢？家庭备存药品的保存应注意哪些事项呢？

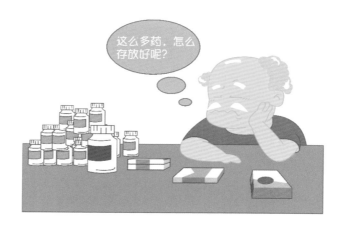

每个家庭备存的药品因生活习惯、体质、健康状况各不相同，因此常备存的药物种类及数量也会有差别。在这里主要提醒大家在备存药品时要注意的几个事项。

注意药品有效期的检查

家庭备存药品中因需求较大的药物多次购买时，可能会出现有效期不同的情况。药品有效期是指药品在一定的贮存条件下，能够保证质量的期限。使用药品时应坚持"先近、后远、已过不用"的原则，即离有效期近的先用，距离有效期远的后用，已过有效期的不用。如某一药品，说明书【有效期】标注为36个月，但因购买时间等差异，其生产批号及生产时间可能不同，在包装盒外侧显示的"有效期至"亦有不同，如其一"有效期至"为"2020-01"，其二"有效期至"为"2020-04"，应该怎样合理使用呢？有效期至"2020-01"表示该药品的质量保证期限为 2020 年 1 月 31 日，2020 年 2 月 1 日使用时即为过期药品。而有效期为"2020-04"的药品则表示该药品的质量保证期限为 2020 年 4 月 30 日，因此应先使用有效期至"2020-01"的药品。

■ 形似、音似药品注意标注类别和用途

在家庭备存药品中可能出现形似、音似的情况，如他巴唑和地巴唑只有一字之差，但他巴唑（甲巯咪唑片）为抗甲状腺药，适用于治疗各种类型的甲状腺功能亢进症；地巴唑为血管扩张药，适用于治疗轻度高血压、脑血管痉挛、胃肠平滑肌痉挛等。派立明（布林佐胺滴眼液）和阿乐迈（洛度沙胺滴眼液）均为滴眼液，前者主要用于降眼压，后者主要用于治疗一些季节性的过敏性眼病，但在外形包装上两者极易混淆，因此对于形似、音似的药品在保存时要注意标注好类别和用途。

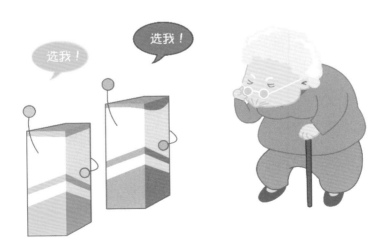

■ 精神药品与麻醉药品要单独存放，并应由服用者本人或监护人专人、专柜保管

每个医院，精神药品和麻醉药品的管理应严格按"五专"的管理制度，即专人管理、专柜加锁、专用账册、专用处方及专册登记。在一些家庭中，如有失眠、镇痛、抗抑郁等药物时需要加强管理，应由服用者本人或监护人专人、专柜保管。

■ 冷藏药品要在冷藏室中相对独立存放

目前家庭冰箱的冷藏柜主要存放一些饮料、食品、水果等，如果同时冷藏药品时尽量注意要有相对独立的空间存放，密封保存，以保证药物质量。

■ 易被幼儿误食的药品建议最好放在高处或加锁保管

现在很多老年人因考虑年轻儿女工作压力大，常住在一起帮忙照看幼儿，但儿童天性活泼好动，而老年人有时腿脚不便，往往跟不上节奏，照顾不过来，一旦药品保存不当，孩子可能随便把带有甜味和糖衣的药物当成普通糖果吃，有的甚至把颜色鲜艳、芳香气味的水剂药物当成饮料喝，导致不适，甚至发生中毒事件，对老年人心理也造成很大的伤害。因此，建议有幼儿的家庭，为防患于未然，易被误食的药品最好放在高处或加锁保管。

（徐智）

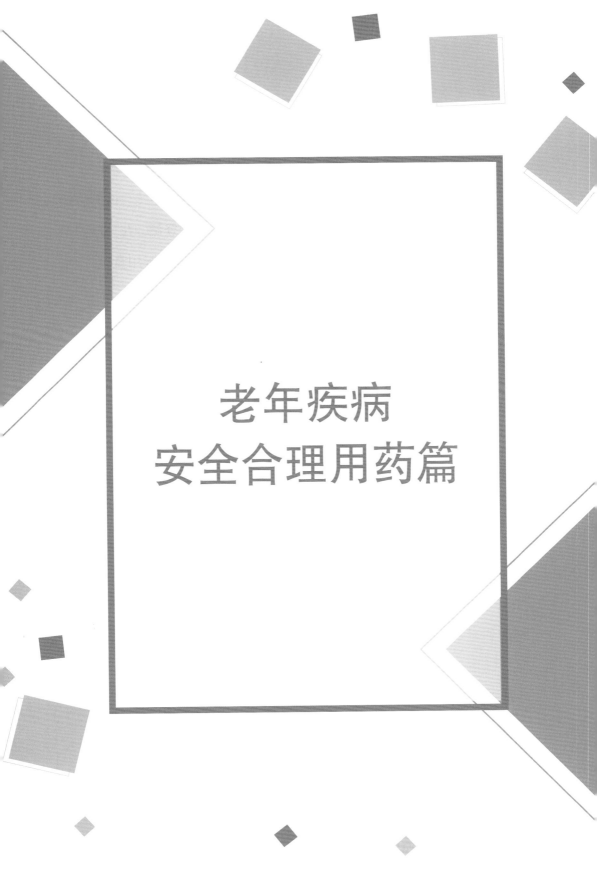

老年疾病
安全合理用药篇

循环系统常见疾病用药

老年高血压

徐爷爷是个急性子，每天早上起床时习惯突然坐起来；坐着与人闲聊时，聊到尽兴处会猛地站起来了；随着年龄增加，最近感到突然起身后有点头晕、视力模糊，有两次还差点晕倒，现在上蹲厕只能徐徐地直起身子，还不时有头痛、头胀、失眠、健忘等症状。

体贴的徐奶奶陪着徐爷爷去医院做检查，医生测量发现徐爷爷的血压比较高，建议徐爷爷在低盐低脂饮食、规律运动、戒烟限酒等的基础上，配合降压药控制血压。可徐爷爷一早就听说降压药一旦吃了就停不下来，由于害怕药物不良反应和长期服药，他准备通过运动改善身体，如跳广场舞、打太极拳来强身健体，以期达到良好降压的效果。但遗憾的是，经过一段时间的强身健体后，徐爷爷的血压并没有什么改善。

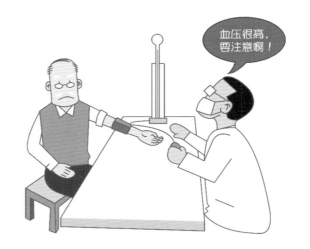

血压很高，要注意啊！

那么，什么样的血压会被称为老年高血压呢？

年龄 ≥ 65 岁，在未使用降压药物的情况下，非同日 3 次测量血压，收缩压 ≥ 140 mmHg 和（或）舒张压 ≥ 90 mmHg，可诊断为老年高血压。曾明确诊断高血压且正在接受降压药物治疗的老年人，虽然血压 < 140/90 mmHg，也应诊断为老年高血压。

为什么徐爷爷突然坐起来或者猛地站起来会感到头晕呢？那是因为老年人的心血管系统功能减退，血压调节能力下降所致。老年人的血压易受体位变动影响，出现直立性低血压。另外，老年高血压以收缩压升高为主，脉压差比较大，而且血压波动较大。因此，在采取降压药物治疗期间，不能以一次测量结果衡量血压是否正常，应每天至少测 2 次，且不舒服时随时测，并在医生的指导下调整用药。

第一问　老年人治疗高血压为何提倡联合用药？

喜欢干农活的林奶奶患高血压病多年，之前一直使用"氨氯地平片"降压，血压控制情况还可以。但随着年龄增长，血压也上来了，还出现了头痛、眼花、乏力的情况。医生建议林奶奶联合用药，并加开了一种"缬沙坦片"。林奶奶想想家里新买的氨氯地平片还有 10 盒，就问医生可不可以将氨氯地平片加量而不新加缬沙坦片呢？

当然不行！不能简单地直接增加药物剂量，因为单独增加一种降压药的用量，降压作用未必显著增强，而与我们意愿相反的是药物不良反应却明显增加。联合不同作用机制的药物，能够起到协同降压作用，而不良反应不变或增加不明显，有时还有额外获益。如医生给林奶奶新开的沙坦类降压药，对心脏和肾脏等重要器官具有保护作用。联合使用较小剂量的多种药物，能明显减少各类药物的不良反应，提高长期用药的安全性。

▌第二问　高血压患者需要常年服药吗？

患高血压病多年的王大爷常常间断服药，血压高了就吃几天降压药；血压降到正常后就停药，以为这样能减少降压药的不良反应，还能省钱。其实，这是一种非常不可取的做法，间断服药不仅会导致血压忽高忽低、剧烈波动，对心脑血管系统产生更大危害，也大大增加了心脑血管不良事件的风险。高血压患者需长期规律服药，不能吃几天、停几天。血压正常后不能随便停药，而且连续服药也不会导致血压越来越低。

高血压是一种慢性疾病，如果不连续规范用药，血压长时间升高或急剧升高，会加重身体心脏、大脑和肾脏的负担，可能导致心绞痛、心肌梗死、心力衰竭、脑梗死、脑出血、肾衰竭等严重并发症。因此长期规律服药，不仅能让我们的血压平稳降下来，还具有保护我们重要脏器的功能，减少严重的并发症。

▌第三问　老年人服用降压药为何会干咳？

不吸烟、不喝酒的李大爷最近遇到了烦心事儿，总是毫无原因地咳嗽，晚上更明显，仅干咳，并没有其他什么不适。这严重影响了李大爷的睡眠质量和生活质量。大家也帮李大爷想了不少办法，搜罗了不少止咳药，然而效果不佳。李大爷实在没办法就前去求助医生，在医院做了很多检查，结果都提示正常。医生也很疑惑，后来在详细询问下才得知，原来是患高血压的李大爷听邻居说卡托普利降压效果好且经济实惠，于是自作主张把自己的降压药缬沙坦换成了卡托普利。

然而李大爷并不知道普利类降压药，如卡托普利、培哚普利、贝那普利、依那普利等，虽然具有良好的降压效果，但有一部分人易发生干咳。患有慢性咽炎和气管炎的人更容易出现干咳等不良反应。这种干咳只是一种刺激性反应，并不表示咽部或肺部发生了炎症，而且这种干咳一般在停药之后就会慢慢消失。

我们先来介绍普利类降压药的作用机制：人体内的血管紧张素Ⅱ具有收缩血管和升高血压等作用，普利类降压药是血管紧张素转换酶抑制剂，通过抑制血管紧张素Ⅱ的生成发挥降压作用，它同时还抑制了缓激肽的降解，导致缓激肽在体内，尤其是肺内慢慢蓄积。缓激肽虽具有舒张血管、降低血压的作用，但会刺激支气管，引起强烈的收缩，进而引起干咳。

所以，服用降压药引起干咳的原因就在于这个缓激肽，因此，我们可以得知，李大爷服用的普利类降压药引起了干咳。当老年人服用这类药出现了干咳症状时，及时请医生帮我们更换其他降压药即可。每个人的身体情况都不同，要根据自身的耐受情况和降压药的疗效来选药，不能擅自更换降压药品种，更不能按自己的意愿减量、加量或停药，出现了任何不适症状都需及时就诊。

冠心病

李叔叔今年60岁，几个月前在跑步时觉得胸部有点儿疼痛，休息几分钟后疼痛消失了，李叔叔也没放在心上。和朋友们下象棋时，情绪一激动会出现胸闷，有时还伴有胸痛，偶尔左肩也会疼痛，待心情平静下来疼痛感又好转。但李叔叔不淡定了，和老伴去医院心内科看病，医生告诉他可能是冠心病、心绞痛，在医生的治疗后病情好转。出院时医生开了几种药物，叮嘱他药物需要长期服用，一些是症状发作时服用，同时要低脂、少盐饮食，注意心情平稳，不要劳累。

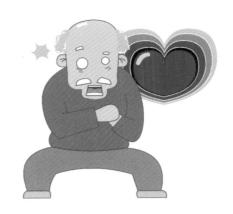

冠状动脉粥样硬化性心脏病简称冠心病，是因为冠状动脉粥样硬化使冠状动脉狭窄，或合并冠状动脉痉挛、动脉粥样硬化破裂出血、血栓形成，使管腔堵塞，造成冠状动脉供血不足，心肌缺氧、缺血或者坏死而引起的心脏病，也称缺血性心脏病。冠心病是中老年人常见的心血管疾病之一，其严重程度和患病率均随着年龄增长而增加。近年来冠心病发病呈年轻化趋势，已成为威胁人类健康的主要疾病之一。

■ 第一问　做了冠状动脉支架手术后，为什么还要坚持服药？

刘叔叔因冠心病、心绞痛血管内置入了1枚支架，出院时医生叮嘱，阿司匹林和氯吡格雷联合服用 12 个月，之后阿司匹林和其他药物要坚持终身服用，并且要定期复诊。刚开始，刘叔叔回到家后每天规律服药，有次刷牙时偶然发现牙龈出血，查看药品说明书后发现阿司匹林和氯吡格雷都会导致出血，甚至还可能引起消化道出血，于是自行停用了这两种药物。后来，他感觉身体无不适症状，便将晚上服用的阿托伐他汀也停用了。几个月后，刘叔叔感觉胸口疼痛，于是又去医院就诊，医生责备他不遵守医嘱而自行停药。

"医生，我已经做了冠状动脉支架手术，把狭窄的血管撑开了，为什么还要继续服药呢？"很多患者认为做完支架手术后就安全了，不服药也不会再狭窄了。其实，血管狭窄的原因主要是患者血管内过多的胆固醇及血小板聚集，导致粥样硬化斑块逐渐形成，堵塞血管。要积极控制这些潜在的危险因素，阻止或者逆转动脉粥样硬化的进展，需要使用调节胆固醇及抑制血小板聚集的药物。支架只能通过外力作用将堵塞最严重的血管撑开，维持血流运行，改善心脏供血，但不能改善其他狭窄程度轻的血管状态。并且，支架内再狭窄仍是术后主要的问题，术后 1 年是支架内再堵塞的高峰期。所以，一般情况下，做了支架手术后的老年人需要服用阿司匹林联合氯吡格雷至少 12 个月，并且终身服用阿司匹林与他汀类药物。否则，其他血管粥样硬化、支架内再狭窄、支架内血栓形成的发生率会增加，甚至发生心肌梗死。

若在服药期间出现皮肤多处瘀斑、牙龈出血、鼻出血、大便变黑或者便血等抗凝或抗血小板聚集药品的不良反应时，应及时就医，医生会根据患者的情况调整治疗方案，但不可自行停药。除了规律服药外，还应定期随诊，评估心脏、血管情况。

此外，如果同时患有其他慢性疾病，相应的控制药物也不能随意停用，如降压药和降糖药等。高血压和糖尿病都是冠心病的危险因素，血压、血糖若控制不佳，同样会对心脏和血管产生不良影响。

坚持规律服药的同时，健康的生活方式也有助于患者的恢复，如低脂少盐饮食、戒烟限酒、作息规律、保持心态平稳、适当运动等。

第二问　如何正确服用硝酸甘油片？

王叔叔 1 年前患了冠心病，医生叮嘱他，急性发作时可舌下含服硝酸甘油片，所以他随身携带该药。有一天，王叔叔去散步，突发心绞痛，快速吞服了一片硝酸甘油，过了几分钟，王叔叔症状没有缓解，一头栽倒在地，幸好及时被送到医院，转危为安。家属询问："为什么服了硝酸甘油片没有效果？"经过诊疗后发现，原来王叔叔情急之下，直接吞服硝酸甘油片。硝酸甘油可通过扩张血管，迅速缓解心绞痛发作，是冠心病急性发作时的常备药物，服药方法有讲究，千万别在关键时刻掉链子。那么，硝酸甘油片应该如何正确服用呢？

1. 舌下含服

当出现胸痛、胸闷等心绞痛征兆时，立即舌下含服，不要直接吞服，因为该药首过效应大，吞服起效慢、吸收少、疗效差。舌下黏膜干燥时可先用水湿润口腔，或者先将整个药片嚼碎再置于舌下，利于吸收，但不能吞服。

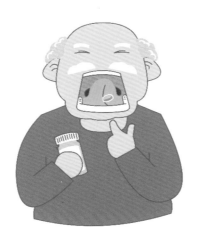

2. 正确的服药体位

服用时应采取坐位或者半卧位，因为服药后可能发生低血压，出现头晕等不适，以防摔倒。

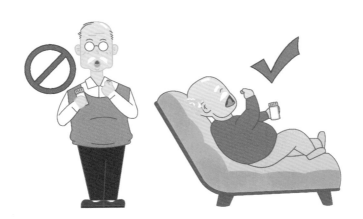

3. 注意服药剂量与最大次数

开始时舌下含服 0.25 ～ 0.5 mg（0.5 ～ 1 片），含服 2 ～ 3 分钟开始起效，如症状未缓解，可隔 5 分钟再含 1 次，若 15 分钟内连续服 3 片

（1.5 mg）后疼痛持续存在，应拨打 120 急救电话立即就医。

心绞痛发作频繁的患者可以在进行活动或者大便之前 5～10 分钟预防性用药，避免劳累或用力后诱发心绞痛。长期连续含服硝酸甘油片，人体会产生耐药性，此时需要增加剂量，也可停用一段时间再用，是否联合其他药物需由医生指导。

第三问　硝酸甘油片应该如何正确储存呢？

为了保证硝酸甘油片的疗效，除了掌握正确服药方法，正确保存药物同样重要。那么，硝酸甘油片应该如何正确储存呢？

1. 请在遮光、阴凉处、密封保存

硝酸甘油片见光或者受热容易挥发失效，硝酸甘油片原包装为棕色玻璃瓶，有很好的避光、防潮作用，请将药品保存在原包装中，并且每次用药后必须拧紧瓶盖，夏季高温时最好放在冰箱里冷藏，出门携带时最好用原瓶放在提包或者外衣口袋中，不要贴身存放，以免人的体温加速硝酸甘油的挥发。

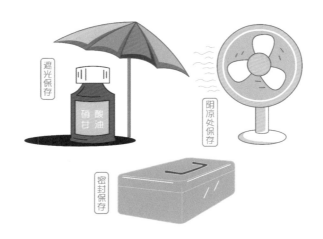

2. 避免用塑料制品保存或分装硝酸甘油片

因为塑料对硝酸甘油有明显的吸附作用，会降低药物有效浓度，导致药品失效。

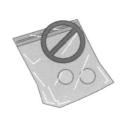

3. 注意药品有效期

药品开盖后如反复取药，最好 3 个月内更换，携带时最好 1～2 个月换 1 次，以免药品失效。

血脂异常

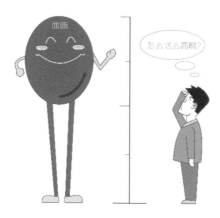

第一问 什么是血脂异常？

情景 1： 社区组织免费体检，王师傅兴致勃勃地报名参加。结果，平时身体还不错的他被告知血脂异常，王师傅不禁担心起来："啥是血脂异常呢？这报告单上写的一串英文字母又是啥意思呢？"看着王师傅疑惑的神色，医生耐心地向王师傅解释起来。

1. 从定义看"血脂异常"

血脂异常是指血浆中脂质的异常，通常指血清总胆固醇（total cholesterol，TC）和（或）甘油三酯（triglyceride，TG）升高，也包括低密度脂蛋白胆固醇（low-density lipoprotein cholesterol，LDL-C）升高和（或）高密度脂蛋白胆固醇（high-density lipoprotein cholesterol，LDL-H）降低。

血脂异常是导致动脉粥样硬化性心血管疾病（athero sclerotic cardio vascular disease，ASCVD）的重要因素，截至 2016 年，我国成人血脂异常总体患病率高达 40.40%；我国儿童青少年血脂异常患病率也有明显升高，预示着未来中国成人血脂异常情况将继续加重。经预测，仅血清胆固醇升高将导致我国在 2010—2030 年心血管事件增加 920 万例。所以不仅是王师傅，对于我们每个人而言，血脂异常的防治工作都刻不容缓！

2. 看懂血脂检测报告

当我们拿到血脂检测报告时，应该如何解读呢？临床上血脂检测的基本项目包括 TC、TG、LDL-C 和 HDL-C。从实用角度出发，血脂异常可以根据以上指标进行简易的临床分类（表 1）。

表 1　血脂异常临床分类

分型	TC	TG	HDL–C
高胆固醇血症	增高	–	–
高甘油三酯血症	–	增高	–
混合型高脂血症	增高	增高	–
低 HDL-C 血症	–	–	降低

3. 什么人应该定期筛查？

俗话说"防患于未然"，降低 ASCVD 发生率最好的方法就是定期进行血脂异常筛查。在老年人中，这部分人需要重点关注：①有 ASCVD 病史的人群；②有高血压、糖尿病、肥胖、吸烟史的人群；③有早发性心血管病家族史的人群（指男性一级直系亲属在 55 岁前或女性一级直系亲属在 65 岁前患缺血性心血管病），或有家族性高脂血症的患者；④皮肤或肌腱黄色瘤，以及跟腱增厚的人群。

▍第二问　如何选择调脂药物？

情景 2：❤　听完医生的介绍，王师傅对血脂异常有了初步的认识。医生给王师傅开具了处方，王师傅问医生："这是什么药啊？为什么我只吃这一种药，隔壁的老张头却吃了好几种？"

1. 常规调脂药物

临床常规调脂药物主要分为降胆固醇类药物和降甘油三酯类药物。其中，降胆固醇药物有他汀类（如普伐他汀）、抗氧化类（普罗布考）和抑制胆固醇吸收及转运类药物（如考拉烯胺和依折麦布）等；降甘油三酯药主要包括贝特类（如非诺贝特）、烟酸类和高纯度鱼油制剂。

值得注意的是，近年来有 3 种国外的新型调脂药已获批在临床应用，包括：微粒体甘油三酯转移蛋白抑制剂（洛美他派）、ApoB10 合成抑制剂（米泊美生）和前蛋白转化酶枯草溶菌素 9/kexin9 型（PCSK9）抑制剂。

2. 联合使用多种调脂药物

医生有时会给血脂异常的患者开不止一种调脂药，为什么要这么做呢？实际上，调脂药物的联合应用可以提高血脂控制达标率，同时降低不良反应的发生率（表 2）。

表 2　常见联用药物及适用人群

联用药物	适用人群
他汀类 + 依折麦布	中等强度他汀类治疗胆固醇水平不达标或不耐受者
他汀类 + 贝特类	高危心血管疾病患者他汀类治疗后仍存在甘油三酯或 HDL-C 水平控制不佳者
他汀类 +PCSK9 抑制剂	严重血脂异常，尤其是家族性高胆固醇血症患者
他汀类 +n-3 不饱和脂肪酸	混合型高脂血症患者

3. 特殊人群的调脂药物使用

俗话说"量体裁衣"，用药也是一样，针对不同类型的患者，应该应用不同类型的调脂治疗方案（表 3）。

表3 特殊人群的调脂药物使用

人群	调脂药物
糖尿病	根据血脂异常特点，首选他汀类药物，如合并高 TG 伴或不伴低 HDL-C 者，采用他汀 - 贝特类联用
高血压	推荐他汀类药物
代谢综合征	原则上应先采用生活方式治疗，如果不能达到目标，则针对各个组分采取相应药物治疗
慢性肾病	推荐中强度他汀类治疗，必要时联合依折麦布
家族性高胆固醇血症	常需两种或多种调脂药物联合治疗
卒中	推荐他汀类药物
高龄老年人	根据个人情况进行个体化给药，注意药物相互作用，起始剂量不宜过大

第三问 平时应该注意什么？

情景3： "听君一席话，胜读十年书"，王师傅终于下定决心配合医生进行治疗。那么，在治疗期间，应该注意哪些问题呢？

1. 用药期间

调脂治疗是一个长期的过程：心脑血管疾病的高危人群需要在医生的指导下进行长期，甚至终身的调脂治疗。与此同时，应注意不同的人用药后的反应和疗效差别很大。

他汀类药物的服用时间：他汀类药物多数需在晚间或睡前服用；阿托伐他汀和瑞舒伐他汀可每天固定在一个时间服用。

注意事项：服用调脂药物时，我们应注意避免与大环内酯类抗菌药物（如红霉素、阿奇霉素、克拉霉素等）联用，以免产生由药物间相互作用导致的不良反应；如果服药期间出现不明原因的肌痛或压痛，尤其是伴有全身不适或发热时，应立即就诊。

监测血脂水平：治疗过程中应定期监测血脂水平，同时也应检查肝肾功能、肌酶和血常规。尤其是老年人更应注意，由于服用多种药物，加上肝肾功能减退，更容易发生药物相互作用，出现不良反应。

2. 平时生活

注意饮食：减少饱和脂肪酸和胆固醇的摄入，如蛋黄、动物脂肪、动物内脏等；补充可溶性膳食纤维，如芹菜、胡萝卜、柑橘等。

积极合理地进行体育锻炼：推荐每周 5 ～ 7 天、每次 30 分钟中等强度的代谢运动（如慢跑、登山等），将体重控制在健康范围内（体重指数为 20.0 ～ 23.9 kg/m^2）。

完全戒烟：避免吸入二手烟，少吃盐分过多的食物，少喝酒，不喝高度酒。

（邓晟、杨梅、周伯庭）

呼吸系统常见疾病用药

流行性感冒

一入秋冬,温度就像过山车一样骤然下降。有人开始打喷嚏、流鼻涕,有人开始咳嗽、咳痰。老年人作为易感群体,一波流感来袭会让不少老年人"中招倒下"。那么,如何预防流感呢?得了流感该怎么办呢?在病程中如何合理用药呢?

流行性感冒(简称流感)是流感病毒引起的急性呼吸道感染,是一种传染性强、传播速度快的疾病。流感患者通常会有咽痛、咳嗽、头痛、发热、怕冷、肌肉酸痛、疲劳乏力等症状,也有部分患者会出现胃肠道症状。儿童、老年人、体质虚弱,以及患各种慢性疾病的人容易感染流感病毒而发生流感,并且容易发生多种并发症。60岁以上老年人所患的流感称为老年流感。因老年人常患有呼吸系统、心血管系统等原发病,感染流感病毒后病情多较重,病情进展快。流感肆虐季节,老年人该如何应对呢?接下来,我们就带大家一起认识流感。

第一问　如何区分是普通感冒还是流行性感冒?

1. 致病病原体不同

流感多为急性起病,通常因感染甲型、乙型、丙型流感病毒所致,传染性较强。普通感冒起病通常较缓慢,且有细菌、支原体、鼻病毒或其他等多种致病病原体。

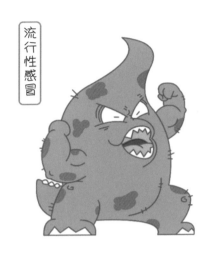

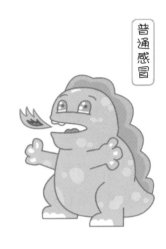

2. 症状不同

普通感冒有比较显著的流涕、喷嚏等症状表现，全身症状也比较轻微，患者仅出现低热甚至不发热，合并有细菌感染时则可出现高热。流感患者经常会有咽痛、咳嗽、头痛、发热、怕冷、肌肉酸痛、疲劳乏力等症状，起病急且全身症状显著，并且通常会出现高热。虽然大多数流感发展到一定程度后能自动停止发展，并依靠自身免疫力逐渐恢复痊愈，但部分患者会出现肺炎等并发症，可发展至重症流感，甚至危及生命。

3. 流行程度不同

普通感冒一般不造成大规模流行，而流感传染性较强，可能出现暴发流行。普通感冒不具有季节性发病的特点，而流感季节性特征明显，冬季高发的主要原因是温度过低、气候干燥和室内不通风。

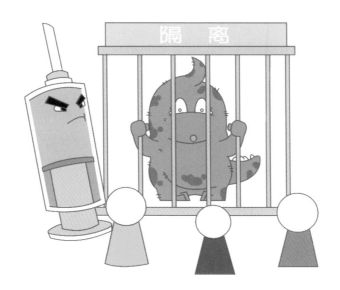

4.治疗方法不同

对于普通感冒来说，目前尚无专门针对普通感冒的特异性药物。普通感冒无须使用抗病毒药物治疗，过度使用抗病毒药物有明显增加相关不良反应的风险。而流感目前已有特异性抗流感病毒药物——奥司他韦，疗效尚可，适用于 1 岁以上的人群。但建议在医生的指导下使用该药，不可自行乱用。流感患者一旦发病，应尽快开始抗病毒治疗，理想情况是在症状出现 48 小时内开始治疗。早诊断、早治疗是提高流感治愈率，降低病死率的关键。

5.病愈时长不同

普通感冒一般病程为 7 ～ 10 天，病程结束后即痊愈；非重症流感一般 3 ～ 4 天症状可减轻，但一般咳嗽、鼻咽不适等症状持续时间较久；少数乙型流感患者会有胃肠道症状，如恶心、呕吐、腹泻等。

可见，普通感冒和流感在病因、症状和治疗上都大不相同，60岁以上老年人或身体较为虚弱者应积极预防和治疗流感，以防严重并发症的发生。流感引发严重并发症从而致死的案例也并不鲜见，因此，老年人一旦出现疑似流感的症状，且反复高热（体温≥39℃）超过48小时以上，或高热引发精神萎靡、惊厥、谵妄的情况，应尽快到医院治疗。

■ 第二问　老年人需要打流感疫苗吗？

老年人由于身体各方面的功能逐渐减退，抵抗力也比年轻人差很多，所以流感成了老年人易患疾病之一，更是诱发老年人冠心病等慢性疾病加重的导火索。因此，老年人预防流感非常重要，而注射流感疫苗对于老年人预防流感很有帮助。目前的流感疫苗适用于年龄满6个月以上的所有人群，所以老年人是可以接种的。

1. 接种流感疫苗的好处

接种流感疫苗可明显降低流感发病率，即使少数接种过流感疫苗的人发病了，其症状也会比不接种的患者明显减轻。接种疫苗的成本较低，比患了流感之后在药物和治疗上的花费低很多；接种疫苗安全性高，一般接种后最常见的不良反应是局部疼痛、红斑、肿胀，且持续时间很短。接种流感疫苗后，老年人罹患流感及流感相关并发症的风险降低，还可以减少引发其他多种疾病的可能性。

2. 接种流感疫苗的注意事项

接种流感疫苗的最好时机是每年流感季节之前。在我国，特别是北方的一些地区，每年冬春都是流行季节。因此，在每年的9月至10月，就应当开始接种流感疫苗。患有慢性基础疾病如心脑血管疾病（不包括单纯性高血压）、慢性呼吸系统疾病、肝肾功能不全、血液系统疾病、神经系统疾病、神经肌肉功能障碍、代谢性疾病、免疫抑制性疾病或免疫功能低下的老年人，以及在医疗卫生机构和养老院、疗养院工作的医护人员应当优先接种。接种后约 2 周可产生免疫力，免疫力只能持续 6～8 个月。因此，每年秋季都应接种当年的流感疫苗。

流感疫苗接种禁忌：严重过敏体质的人群、对鸡蛋和疫苗中其他成分过敏的人群、癌症晚期及心肺功能衰竭的患者。已经发热、感冒和正处于慢性疾病急性发作期的人群应当推迟接种。

第三问　流感来袭，应该如何预防？

1. 常开窗

平常卧室不要门窗紧闭，易造成空气不流通、病毒传播，应经常开窗换气。一天内至少开窗 2 次以上，每次时间约 1 小时，若家中已有流感患者，更应增加开窗的次数。

2. 根据天气变化勤更衣

冬春季节气温变化大，晨起及傍晚天气较冷，可多穿一件厚外套；而中午一般阳光充足，天气较暖和，则可适当减少衣物。

3. 少去人群密集的场所

超市、公园、菜市场等人群密集的场所空气流通较差，病毒易通过飞沫传播而感染，流感高发期应尽量少去这些场所。

4. 多洗手

大小便后、吃饭前、接触公共设施后记得多洗手，有效地洗手可以减少病毒等的传播。推荐使用七步洗手法对双手进行清洗。第一步（内）：

洗手掌，流水湿润双手，涂抹洗手液（或肥皂），掌心相对，手指并拢相互揉搓；第二步（外）：洗背侧指缝，手心对手背沿指缝相互揉搓，双手交换进行；第三步（夹）：洗掌侧指缝，掌心相对，双手交叉沿指缝相互揉搓；第四步（弓）：洗指背，弯曲各手指关节，半握拳把指背放在另一手掌心旋转揉搓，双手交换进行；第五步（大）：洗大拇指，一手握另一手大拇指旋转揉搓，双手交换进行；第六步（立）：洗指尖，弯曲各手指关节，把指尖合拢在另一手掌心旋转揉搓，双手交换进行；第七步（腕）：洗手腕、手臂，揉搓手腕、手臂，双手交换进行。

5. 接种疫苗

及时接种疫苗，疫苗接种时间一般为每年9月开始，接种地点为当地社区医院，可每年接种灭活流感疫苗，60岁以上的老年人还可接种23价肺炎链球菌疫苗。

6. 坚持体育锻炼

每周适当安排体育锻炼。老年人可以考虑采取跳广场舞、打太极拳、散步等较缓和的方式进行体育锻炼。

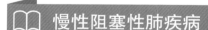

慢性阻塞性肺疾病

李大爷今年62岁，平时爱吸烟，2年前开始咳嗽、气喘，去医院检查，查出来得了慢性阻塞性肺疾病。李大爷觉得这是一种慢性疾病，无非是咳嗽、劳累后气喘，休息一会儿就好了。真的是这样吗？

慢性阻塞性肺疾病（chronic obstructive pulmonary disease，COPD）简称慢阻肺，是一种慢性呼吸道疾病，在日常生活中极为常见，尤其在经常吸烟的中老年人群中多发。慢阻肺早期的表现主要是反复咳嗽、咳痰和气喘，随着疾病进行性加重，后期可影响到全身各系统。它被称为"沉默的杀手"，是全球第四大致死疾病。治疗慢阻肺是一个长期的过程，像是一场考验毅力和耐力的马拉松运动。慢阻肺患者需要长期规范治疗，才能改善生活质量，减缓病情进展。

慢阻肺的常用治疗药物主要包括支气管扩张剂、糖皮质激素、磷酸二酯酶抑制剂及其他化痰药物等。在治疗方法上，吸入疗法是目前治疗慢阻肺最常见且有效的方法。

第一问　如何正确使用吸入剂？

有一天，李大爷来到了诊室："医生，我感觉我吸了假药，每次用完药后没什么感觉，是怎么回事？"

吸入疗法包括气雾吸入、干粉吸入、雾化吸入等，其中院外维持性治疗药物以干粉、气雾吸入应用为主。慢阻肺患者常用的吸入药物包括：短效 β_2 受体激动剂（沙丁胺醇、左旋沙丁胺醇和异丙托溴铵）、长效 β_2 受体激动剂（噻托溴铵、阿地溴铵、沙美特罗、福莫特罗、阿福特罗、茚达特罗）和类固醇（氟替卡松、布地奈德）。

对于肺部病变患者，吸入疗法与其他给药方式相比，可达到较高的局部药物浓度，减少全身不良反应。然而，很多患者在使用吸入制剂时会出现各种各样的问题和差错。这些问题都是由同一个原因导致的，那就是没有掌握吸入剂的正确使用方法。为什么李大爷吸药后没有感觉呢？医生经过了解发现，李大爷用的是噻托溴铵吸入剂，每次吸药就是简单地将气雾剂放入嘴中吸一下，也不记得这罐气雾剂已经使用多久。由于药粉量很少，加之没有味道（与沙美特罗替卡松粉吸入剂不同），李大爷误认为装置中没有药粉或自己没有吸到药粉。

那么，该如何正确使用吸入装置呢？以噻托溴铵吸入剂为例，装置结构图如下。

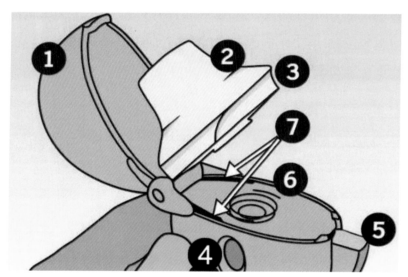

其使用方法如下。

（1）按住绿色刺孔按钮打开防尘帽，暴露吸嘴。

（2）打开吸嘴，暴露中央室。

（3）取出一粒胶囊放入中央室中，合上吸嘴直至听到一声咔嗒声；保持防尘帽敞开。

（4）手持装置向上，按下绿色刺孔按钮以刺穿胶囊；无须多次按下，也不要摇晃装置。

（5）缓慢且完全呼气，排空肺内气体。注意避免对着吸嘴呼气。

（6）用嘴含住吸嘴，充分吸入。屏气10秒后，如需要，可重复以上动作一次。

（7）再次打开吸嘴，倒出使用完的胶囊，并将装置倒置轻敲，以避免粉末残留。

（8）合上吸嘴和防尘帽，将装置存放好。

用完药后请漱口，每次吸药后及时漱口3～5次，尽量不要将漱口水吞下，以避免药物在口腔、咽部沉积导致真菌感染、声音嘶哑等不良反应。

请注意，每一种药物吸入装置的用法都不尽相同，请您在使用前仔细阅读说明书。

第二问　慢阻肺患者为什么一定要戒烟？

迄今为止，香烟烟雾是慢阻肺最重要的风险因素，60%以上的慢阻肺与吸烟有关。据统计，与不吸烟者相比，吸烟者的慢阻肺患病率增加2～4倍，每日吸烟40支以上者，慢阻肺患病率高达75.3%。

目前可以明确吸烟是导致慢阻肺最常见的危险因素。吸烟开始的年龄越早，吸烟量越大，慢阻肺的发病率越高。这是为什么呢？因为香烟里含有很多有害物质（如尼古丁、一氧化碳和丙烯醛等），吸入这些有害物质时，肺功能会下降，进而损伤肺组织，增加气道阻力，进一步导致慢阻肺的发生。

"医生，我已经得了慢阻肺，戒烟还有意义吗？"

戒烟是治疗慢阻肺的重要措施之一。因为吸烟是慢阻肺非常重要的致病和进展因素，能使患者肺功能持续下降。

临床研究证明，戒烟是唯一能够延缓肺功能下降的措施。目前慢阻肺的治疗药物能够控制症状、提高生活质量和延长寿命；只有戒烟可以达到延缓肺功能下降的效果。有研究表明，慢阻肺患者戒烟 1 年后，临床症状评分降低，咳嗽强度和咳痰量较前明显减少，气促症状明显改善。而没有戒烟的患者，病情大多都逐渐加重。

因此，尽早戒烟是阻止慢阻肺病情进一步恶化的有效手段。生活中，慢阻肺患者要尽量避免二手烟，做到家中无烟；同时留意室内和室外空气污染，采取有效的防护措施。平时可以进行适量的体育锻炼及康复治疗，从而增加身体能承受的运动量，减轻呼吸困难症状及疲劳感。

▋ 第三问　慢阻肺患者症状减轻后，可以自行停药或减药吗？

李大爷来复诊，"我被诊断为慢阻肺两年多了，用药后症状有所好转，想问一下什么时候可以停药？"李大爷的疑问不是个例，很多慢阻肺患者一旦出院，症状稍缓解就不再遵医嘱用药。既然慢阻肺是慢性疾病，那么症状减轻后能自行停药吗？

1. 自行停药不可取

慢阻肺是一种可防可治的慢性疾病，急性期及时治疗很重要，而稳定期的管理同样重要。擅自停药很有可能会引起病情反复，使得肺功能越来越差。慢阻肺的突出特征是气道变窄，空气进出肺部的速度下降，进出肺的气流减少，从而导致呼吸困难，而且病变呈现长期、进行性发展。所以慢阻肺急性加重的预防比治疗更重要。长期服药的患者一定要遵医嘱，不能因为症状缓解了就擅自停药，尤其是在病情易加重的冬季。

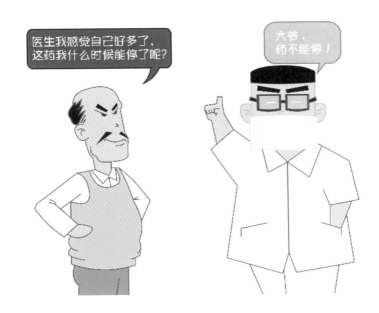

2. 不规律用药导致急性加重次数增加

慢阻肺需要长期治疗，咳嗽、咳痰及气喘的好转并不是停止用药的指标。停止用药后，气道内的药物浓度下降，就不能发挥作用了，症状又会出现，病情反复会加速肺功能的恶化。研究表明，根据患者前一年慢阻肺急性加重的次数和严重程度，可以预测该患者下一年再次出现慢阻肺急性加重的风险。因此有过住院史的慢阻肺患者更需要重视平时的用药和管理。

慢阻肺患者出院后需要按照医嘱规律吸入或口服药物，药物治疗的目的是减轻症状，减少急性发作的频率，减轻严重程度，并改善健康状态和运动耐量，患者切记不可自行停药。应在药品即将用完之前，提前备药；如若病情变化需要调整药物，应在专科医生的指导下进行。

肺炎

第一问　咳嗽就需要吃抗生素吗？

咳嗽是比较常见的一种身体问题。家里有老年人的朋友应该会有这种印象，老年人经常在夜间一阵一阵的咳嗽，往往没有痰，服用了很多种"消炎药"也不管用。很多人认为咳嗽一直不好，时间长了可能会引起肺炎。但是咳嗽真的会导致肺炎吗？咳嗽就需要吃"消炎药"吗？有些老年人总是会咳嗽，那么经常咳嗽的原因是什么呢？接下来，我们来讲讲关于咳嗽的那些事儿！

1. 咳嗽≠肺炎

咳嗽并不是一种疾病，咳嗽只是一种症状，并不是肺炎的病因，而有些肺炎患者也可能没有咳嗽症状。咳嗽多是由气管、支气管黏膜或胸膜受炎症、异物、物理或化学性刺激引起的。咳嗽的形成和反复发生，常是许多复杂因素综合作用的结果，可能是感冒，也可能是过敏、支气管炎或肺炎等。肺炎是因，咳嗽是果，并不是咳嗽引起了肺炎，而是肺炎可能引起咳嗽。因此，咳嗽≠肺炎，普通咳嗽不需要吃抗生素。

2. 老年人肺炎是什么原因引起的?

肺炎多是由细菌、病毒、真菌、寄生虫等致病微生物造成。人们之所以容易认为咳嗽会引起肺炎,是因为致病微生物引起的上呼吸道感染没有得到及时治疗时会出现咳嗽症状,随着疾病的进展,炎症会逐渐蔓延到下呼吸道,引起肺炎。咳嗽是肺炎的表现,而并非咳嗽引发了肺炎。

因此,咳嗽不一定都要吃抗生素,只有细菌感染引起的咳嗽才需要吃抗生素。如链球菌感染引发链球菌肺炎时会出现高热、咳嗽、胸痛等症状,就需要用抗生素来对抗细菌。而对于其他类型的咳嗽则应根据具体情况具体对症治疗,单纯服用抗生素是无济于事的。

第二问 秋冬季节,肺炎最青睐谁?

寒冬将至,又到了呼吸道疾病的高发期,当出现发热、发冷、头痛、咳嗽等症状时,你会想到自己是不是被"肺炎"盯上了?

1. 什么是肺炎? 它有什么症状?

肺炎是肺部被细菌、病毒或者其他病原体感染了,并出现一系列不适症状,其病因以细菌感染最为常见。肺炎初期表现与感冒相似,症状可能比感冒重一些。肺炎典型的临床症状主要有咳嗽、咳痰、发热,或伴有恶心、呕吐、呼吸困难等,严重患者还可能出现休克,甚至危及生命。不同的病原体感染会导致不同的临床症状,部分引起肺炎的病菌还可通过飞沫传播,即患者通过咳嗽、喷嚏、谈话排出带有病菌的呼吸道分泌物和飞沫,使易感者吸入而感染。

2. 肺炎最"青睐"什么人群?

免疫力低下人群、老年人和低龄儿童在肺炎高发季节需要多留意。比起年轻人,老年人肺炎的发病率和死亡率显著增高。老年人肺炎指的是60岁以上老年人所患的肺炎。一方面,老年人因机体功能退化、呼吸系统解剖结构和肺功能改变,或罹患多种慢性疾病、营养不良等,导致全身和呼吸道局部防御、免疫功能降低,易发生肺炎;另一方面,老年人的抵抗力差,导致肺部炎症反复发作,使原有的呼吸系统疾病(如哮喘、慢性支气管炎、慢阻肺等)加重,严重影响换气功能。专家提醒,家人一旦发现老年人出现精神差、食欲不好、咳嗽、咳痰等症状,需要到医院检查诊断是否患上肺炎。

3. 肺炎高发季节,老年人要如何预防呢?

(1)避免受凉很重要。根据天气变化适时增减衣物。

(2)健康生活是保障。身体抵抗力与营养密切相关,饮食应以清淡为主,注意卫生,合理搭配膳食,多吃含优质蛋白的食物,如禽类、鱼类、蛋类,多吃蔬菜和水果。根据自身情况积极参加体育锻炼,以增强体质,提高耐寒抗病能力。

(3)居室通风常保持。注意房屋清洁,适当保持室内通风,阳光充足。同时也要注意防止寒气入侵,诱发感冒。

(4)呼吸体操练起来。对于一些有肺部基础疾病的老年人,呼吸体操有助于改善患者的活动能力,提高生活质量。

(5)肺炎疫苗宜接种。接种多价肺炎疫苗可降低肺炎球菌感染的发病率和病死率,如果和流感疫苗联合使用,可增加免疫效果。

第三问　老年人接种肺炎疫苗，打还是不打？

说到打疫苗，大家最熟知的是预防儿童肺炎，最好的选择是接种肺炎疫苗。大部分人都认为只有儿童才需要打疫苗来预防疾病，其实不然。老年人也是肺炎易感人群，有接种肺炎疫苗的必要。

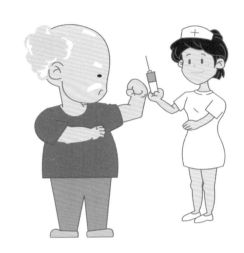

1. 老年人为什么要接种肺炎疫苗？

肺炎链球菌是一种常见的引起肺炎的病原菌，它常寄居在人的鼻腔中，一旦免疫力下降或是感冒，就可能侵入人的肺部甚至血液，导致肺炎的发生。老年人由于身体功能下降，抵抗力减退，以及合并其他基础疾病，细菌感染肺部的概率比年轻人高。接种疫苗可以降低肺炎球菌感染的发病率和病死率，降低并发其他疾病的风险。

2. 老年人适合接种哪种疫苗？

世界卫生组织建议老年人接种 23 价肺炎球菌多糖疫苗（肺炎疫苗）和流感疫苗。23 价肺炎球菌多糖疫苗含有混合的高度提纯的 23 种广泛流行、具侵袭性的肺炎球菌荚膜多糖，它们至少代表了90%从血液中分离的肺炎球菌菌型和85%从一般无菌部位分离的肺炎球菌菌型。肺炎疫苗可以使肺炎链球菌侵袭性感染减少85%以上。

3. 打了肺炎疫苗就不得肺炎了吗?

在免疫力正常的人群中，肺炎疫苗预防肺炎球菌导致严重感染的效果为50%～80%。肺炎疫苗的保护期限一般认为在5年左右。对于60岁以上老年人，推荐只接种1剂肺炎疫苗即可，但如医嘱建议再次接种，应在间隔超过5年后再次接种。肺炎疫苗可以在一定程度上降低肺炎发病率，但是不能完全避免，因为感染肺炎的细菌有很多种，肺炎疫苗是针对常见的一些病原微生物研制的疫苗。如果感染的不是这种常见的病原微生物，而是疫苗以外的病原微生物，这样就对肺炎没有抵抗力了。

高发季节，老年人和儿童同样需要疫苗的保护。接种肺炎疫苗是预防肺炎球菌疾病最有效、最直接的手段。

📖 慢性支气管炎

▎第一问　慢性支气管炎病因知多少

秋冬时节疾病多，尤其对于慢性支气管炎患者来说，这仿佛就是他们人生的至暗时刻。老年慢性支气管炎简称老慢支，是老年人的一种常见病、多发病，是危害老年人健康的一种严重疾病。该病可反复发作，使支气管及其分支和肺泡的组织与功能发生一系列变化，并可引起其他严重的并发症，如阻塞性肺气肿、肺源性心脏病等。所以对慢性支气管炎进行针对性预防或治疗、了解其发病原因就显得尤为重要。

慢性支气管炎的病因复杂，主要与环境、气候、吸烟、感染、自身免疫等因素有关，可能是多种因素长期相互作用的结果。

当气候变化，人体受到寒冷空气刺激时，气管壁上的腺体细胞黏液分泌增加，纤毛运动减弱，造成血管黏膜收缩，发生局部血液循环障碍，从而使呼吸道的防御功能降低，容易引起感染。

吸烟是慢性支气管炎的重要致病因素，吸烟者中烟龄长及烟量大者患病率更高。香烟中含焦油、尼古丁和氰氢酸等化学物质，可损伤气道上皮细胞，引起支气管痉挛，使纤毛运动减弱，呼吸道阻力增加，气道净化功能下降，局部抵抗力降低，从而引发慢性支气管炎。

病毒、支原体、细菌等感染是慢性支气管炎急性发作的罪魁祸首。这些病原体长期反复感染，可破坏气管、支气管的正常结构，从而引发慢性炎症。其中病毒主要为流感病毒、鼻病毒、呼吸道合胞病毒等；细菌以肺炎链球菌、流感嗜血杆菌、卡他莫拉菌及葡萄球菌多见。

免疫功能紊乱、年龄增大等一些自身机体因素均与慢性支气管炎的发生、发展有着密切的关系。老年人日常活动减少、体能减弱、免疫力降低，当季节变换、受冷空气刺激时，易引发慢性支气管炎。

第二问 如何预防慢性支气管炎

预防是最好的治疗。针对慢性支气管炎常见的诱因或病因，可以积极采取相应措施预防，将慢性支气管炎扼杀在摇篮里。

病因千万条，预防第一条。首先应注意保持室内空气流通，秋冬雾霾天时，尽量不要开窗，可借助空气净化器对室内空气进行净化过滤；外出时需要戴防霾口罩，避免吸入有害气体和物质，刺激呼吸道，形成慢性病灶。慢性支气管炎的患者感冒后，约80%可引起慢性支气管炎的急性发作并使病情加重，因此应注意防寒保暖，预防感冒。寒冷季节，衣着以保暖为宜，但也不可穿得太厚实，因为衣服过多不利于耐寒锻炼，稍一活动就会出汗，反而容易感冒。如果老年人已患感冒，出现了咽喉疼痛、咳嗽、流涕等症状，要及早进行治疗，防止感染扩散，诱发慢性支气管炎急性发作。

对慢性支气管炎患者来说应该严格戒烟，只要患者能成功戒烟，病症会明显减轻，若再积极配合治疗，病症甚至会痊愈。可是对于很多烟龄较长的吸烟者来说，戒烟并非易事。建议吸烟者可找一些自己感兴趣的事情，以转移注意力，如找好友下棋、参加体育活动等，若仍达不到戒烟目的，可求助戒烟门诊。此外，患者应尽量减少接触二手烟的机会。

老年人俗话说"体质不够，锻炼来凑"，可以通过"三锻炼"，即体育锻炼、耐寒锻炼和呼吸锻炼来增强体质，达到少发病或不发病的目的。老年人可根据自己的身体状况和兴趣爱好，选择一些体育运动，如打太极拳、练气功、散步、跳舞、慢跑等，适当的运动可以调动身体功能，增强体质，从而增强抗病能力。患慢性支气管炎的老年人一般耐寒能力较弱，一旦受到冷空气的刺激，易引发呼吸道炎症，建议适当进行些耐寒训练。训练的方法是从秋季起坚持以冷水洗脸，一天2～3次，并且慢慢过渡到颈部及手臂的皮肤。这样长期坚持，可慢慢提高机体对寒冷刺激的承受能力。

另外，慢性支气管炎患者要学做呼吸锻炼，方法是深呼吸，使呼吸时间逐渐延长，最大限度地排出肺部剩余气体。

慢性支气管炎本身病程缠绵，其可怕之处在于病情进展、恶化，因此要做到早期预防，远离危险因素。

（杜洁、张赞玲、彭琳琳）

消化系统常见疾病用药

慢性胃炎

慢性胃炎指不同病因引起的胃黏膜慢性炎性病变，是多种因素影响下发生的胃黏膜组织慢性炎性病变，也是老年人的常见疾病类型。慢性胃炎的发病率一般随年龄增长而增加，老年人尤为常见。胃炎的表现形式也多种多样，如腹痛、恶心和厌食，也可有腹胀、上腹部烧灼等症状，严重的胃炎患者可表现为呕吐，但也有很多患者没有任何症状，多在胃镜检查中被发现。

目前我国基于内镜诊断的慢性胃炎患病率接近 90%。幽门螺杆菌感染是慢性胃炎最主要的病因，胆汁反流、长期服用非甾体抗炎药（如阿司匹林）等药物及饮酒是慢性胃炎的常见病因。

▌第一问　幽门螺杆菌感染怎么治疗？会传染给家人吗？大蒜能杀死幽门螺杆菌吗？

在日常生活中，幽门螺杆菌（helicobacter pylori，Hp）越来越耳熟能详。幽门螺杆菌是引起慢性胃炎、消化性溃疡的主要病因，老年人的致病性更高。幽门螺杆菌是目前发现的唯一能够在胃里生存的致病细菌，可谓是细菌中的"小强"。

感染了幽门螺杆菌严重吗？只要遵医嘱规律治疗，一般效果较好。国内外对于幽门螺杆菌感染的治疗有统一的标准疗法，该疗法要求足疗程、足量用药，治疗方案主要包括两种抗菌药物、一种铋剂和一种质子泵抑制剂。这就要求老年人定时、定量服用药物，完成医嘱规定的用药疗程，并要在用药疗程结束 1 个月后去医院复查。

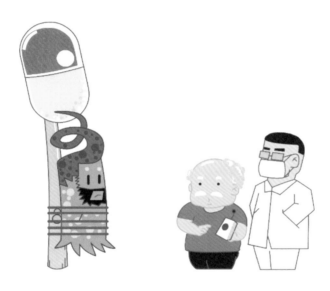

幽门螺杆菌会传染吗？会的！幽门螺杆菌的传播途径为口－口、粪－口传播，儿童期感染率高与家族聚集性感染是幽门螺杆菌感染的显著特征，提示家庭内传播可能是幽门螺杆菌感染的主要途径。生活中感染的途径较多，如进食了被幽门螺杆菌污染的水或食物、接吻、聚餐时共餐等。幽门螺杆菌主要预防措施如下：饭前、便后洗手，餐具专用或者使用公筷等，给孩子的食物，不要自己试吃或嚼碎后再喂给孩子。

生吃大蒜或者喝煮大蒜水是否可以治疗幽门螺杆菌感染？答案是否

定的！之所以有这样的说法是因为大蒜含有"大蒜素"成分，该成分具有一定的抗炎、防癌等作用，然而发挥这样的药效需要大量的大蒜素。我们平日吃的大蒜或者大蒜水里的大蒜素含量很少，煮大蒜水超过5分钟，大蒜素基本就消失了，更不可能杀灭幽门螺杆菌。

■ 第二问　女儿给我买的护胃"神药"Nexium可以当作保健食品长期服用吗？

隔壁老王的女儿海外旅行回来带了五大瓶护胃"神药"Nexium当作礼物送给爸爸，爸爸一高兴拿来当作保健食品天天吃，忽略了英文说明书，一吃就是半年，半年后体检发现肝功能异常，才发现罪魁祸首就是他的宝贝"神药"Nexium。究竟为什么呢？我们来一探究竟。

首先，老王误会了Nexium，它不是保健食品而是名副其实的药物！在我们国内也有销售，中文名叫艾司奥美拉唑，是一种质子泵抑制剂（proton pump inhibitors，PPIs），也是目前抑制胃酸分泌作用最强的一类药物。常用于治疗消化性溃疡、胃食管反流性疾病、卓－艾综合征，以及上消化道出血等。

其次，药物的使用有相应的疗程，不能盲目长期服用，长期服用可能弊大于利。质子泵抑制剂长期使用可能引发多种不良反应，肝功能损害就是其中之一，可表现为黄疸、转氨酶升高。其他常见的不良反应有：①胃肠道不适，虽然质子泵抑制剂是治疗消化道疾病的药物，但确实也会引起消化道不良反应，通常较轻微；②肾脏损害，可引起血尿、蛋白尿，甚至导致急性肾功能衰竭；③神经精神损害，少数患者可出现头晕、失眠，甚至幻觉；④可引起视力损害，也可影响内分泌系统、血液系统等。故应服药有道、服药有时。

再次，不能盲目崇拜国外保健食品，使用之前应了解保健食品的保健功能及适用人群，忽略了主要保健功能直接服用可能牛头不对马嘴，根本不能改善自身状况，选用保健食品时建议您咨询医生或者药师。

■ **第三问　慢性胃炎应如何改变不良的生活方式？哪些药物可能伤胃？**

很多老年人饱受慢性胃炎的折磨，胃痛、呃逆、不消化在大多数人眼中不是病，然而长年累月的不适常常会引起老年人的焦虑情绪，也可能会影响营养物质的摄入而引起营养不良。因此，了解并采用健康良好的生活方式是老年人对抗慢性胃炎强有力的武器。

保持精神愉悦：精神抑郁或过度紧张容易诱发和加重慢性胃炎。

生活应有规律：保证充足睡眠，避免过度劳累。注意调整休息时间，过度疲劳或起居严重紊乱可降低机体免疫力，引起胃肠功能紊乱。

饮食有节：平时注意饮食定时、定量，胃炎活动期以少量多餐为原则，一日4～6餐为宜。食物以富含蛋白质及维生素的新鲜食物为主，如牛奶、豆浆和新鲜蔬菜等。多食易消化食品，进食宜细嚼慢咽。过酸、过辣等刺激性食物及生冷、不易消化的食物应尽量避免。

注意保暖：根据气候变化，适量增减衣被，尤其冬季，寒冷刺激会使胃黏膜血管收缩，炎症趋向活跃，从而加重慢性胃炎的症状。因此，要特别注意保暖，避免全身尤其是上腹部受凉。消化不良的患者可适量运动，戒烟忌酒，忌服浓茶、浓咖啡等有刺激性的饮料。

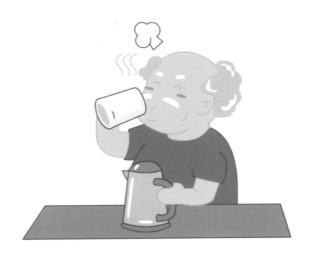

药物相关性胃炎的主要机制：直接刺激胃黏膜；影响胃黏膜腺体的正常分泌，使胃黏膜屏障更容易遭受破坏，甚至导致胃黏膜糜烂；抑制血小板聚集，诱发上消化道出血。若老年人正在长期服用泼尼松或者心脏搭桥术后长期服用阿司匹林，应关注自身的上腹部症状，及时发现，及时治疗。有些药物可能会损伤胃黏膜，若处方药有以下药物时应告知医生自己有胃炎病史，如阿司匹林、氯吡格雷、水杨酸类、保泰松、吲哚美辛、双膦酸盐（如阿仑膦酸钠、利塞膦酸钠）、糖皮质激素（如泼尼松、甲泼尼龙）、口服剂型氯化钾、红霉素、四环素、磺胺类、利血平等，不止以上药物，很多口服的药物都可能会引起胃部不适，老年人常常服药种类较多，因此正确服用药物非常重要，一旦出现不适及时就医。

慢性便秘

慢性便秘常常"偏爱"老年人，给老年人带来了很多困扰，随着年龄增加，慢性便秘的患病率也随之上升。据报道，60岁及以上的老年人中慢性便秘的患病率为15% ～ 20%，84岁及以上老年人中为20% ～ 37.3%，在接受长期照护的老年人中甚至可高达80%。便秘不仅影响心情，还影响身体健康。老年人常患有心脑血管疾病，排便费力可能会引起血压升高，易诱发脑出血或心肌梗死而危及生命；有些老年人粪便质地较硬，长期滞留肠道可能会引起肠梗阻，甚至肠穿孔；也有老年人会诱发缺血性肠炎、精神心理障碍等。便秘不容小觑！

隔壁的老王、老李、老唐都有慢性便秘，大家聊着聊着才发现每个人引起便秘的原因还不一样，便秘区别还真大！老王患的是慢性功能性便秘，是老年人最常见的一种便秘类型，可表现出结肠动力减退、排便次数减少、排便费力；老李患的是器质性疾病相关性便秘，是由帕金森病引起的；老唐患的是药物相关性便秘，因为贫血长期服用铁剂诱发。便秘类型不同，治疗方案也会不同，老年人不要盲目地复制他人的通便方案，只有适合自己的才是最好的。

▌第一问 慢性便秘能不能只吃香蕉不吃药？

视病情而定，香蕉等膳食纤维的摄入是治疗慢性便秘的基础，然而对于常年慢性便秘患者，往往需要联合使用药物。所以，咱们需要先来了解一下老年人慢性便秘的治疗方案。

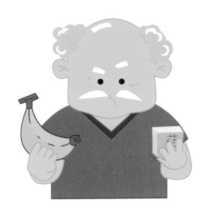

慢性便秘的治疗方案应坚持生活方式调整与药物治疗并重。生活方式的调整包括4条：足够的膳食纤维摄入、足够的水分摄入、合理运动、培养良好的排便习惯。

①足够的膳食纤维摄入，是防治老年人慢性便秘的基础。膳食纤维主要是不能被人体利用的多糖，具有很强的吸水作用，可软化粪便、刺激肠道蠕动而促进粪便排出。因此，老年人应摄入充足的膳食纤维，富含膳食纤维的食物包括蔬菜、水果及粗粮等，但老年人一般咀嚼功能不好，在食用时应注意烹饪方式，循序渐进，小心老年人胃肠道"负荷过重"而出现打嗝、腹胀。②足够的水分摄入，老年人应养成定时和主动饮水的习惯，不要在感到口渴时才饮水，每天的饮水量以 1500 ～ 1700 mL 为宜，推荐饮用温开水或淡茶水。③合理运动，散步、太极拳等形式不限，避免久坐，多站立或在床边走动，但要注意安全、小心跌倒。④培养良好的排便习惯，每天定时排便，结肠活动在晨醒、餐后最为活跃，建议患者在晨起或餐后2 小时内尝试排便，排便时集中注意力，减少外界因素的干扰。

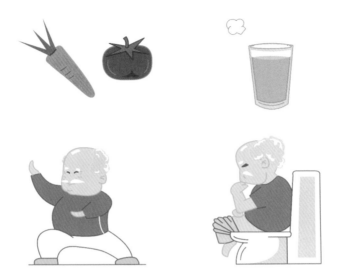

治疗慢性便秘的通便剂种类较多，有容积性泻药、渗透性泻药、润滑性药物、促动力药及微生态制剂等，药物治疗应根据老年人的便秘分型选择不同的治疗方案，请医生"量体裁衣"制订最佳的治疗方案。

▌ 第二问　慢性便秘需要去看医生吗？

便秘是一组症状，表现为排便困难、排便次数减少或粪便干硬，其中排便次数减少指每周排便少于 3 次，而便秘时间持续 6 个月以上则是慢性便秘。低纤维食物、液体摄入减少和体力活动较少均可增加慢性便秘发生的可能，焦虑、抑郁和不良生活事件等精神心理因素也可能会导致慢性便秘的发生。综上所述，引发慢性便秘的原因有很多，某些慢性便秘可以通过调整生活习惯、饮食和情绪得到改善，但还有一些慢性便秘可能是由肠内息肉或肠内肿瘤引起的。在结肠镜检查中慢性便秘患者的结肠腺瘤检出率为 13.6%，伴有便血、贫血和体质量减轻的慢性便秘患者结肠镜检查中检出可疑肿瘤的可能性更大。所以，老年人如果长期便秘，建议去医院做结肠镜检查，查明原因，以防病情恶化。

■ 第三问　我吃了药物便秘有所改善，那么是不是要一直吃药呢？

李大爷虽然每日多喝水，多运动，多吃粗粮、水果，也培养了良好的排便习惯，但这便秘的老毛病还是没什么好转，于是他就去了医院，医生一番检查后，排除了肠内肿瘤等其他器质性病变的可能，就给李大爷开了一些药物，让他遵医嘱服用。服药后，李大爷确实比以前好了一些，排便次数增加了，上厕所也没那么困难了，但是他觉得"是药三分毒"，这药是否需要一直吃下去呢？

慢性便秘的治疗有非药物治疗、药物治疗和手术治疗 3 种。非药物治疗方法包括生活方式调整、服用益生菌、使用栓剂和灌肠剂等，而药物治疗包括了刺激性泻剂、渗透性泻剂、促分泌剂和促动力剂。刺激性泻剂药物包括番泻叶、芦荟、大黄、比沙可啶等，若老年人服用这类药物，需要注意长期服用有潜在的肠神经病变，所以在症状有所改善后，可以停药或转用其他非药物治疗。渗透性泻剂药物包括乳果糖、乳糖醇、聚乙二醇等，这类药物安全性较高，但是疗效没有刺激性泻剂药物好，如果这类药物可以改善便秘症状，可以考虑长期服用。促分泌剂药物如鲁比前列酮，长期服用不仅可以增加某些慢性便秘患者自发排便次数，还可显著提高患者的健康评分和生活质量。倘若医生给老年人开的是这种药物，并且服用该药对便秘有效，在考虑经济因素的情况下，也可以选择长期服用。促动力剂药物如普芦卡必利可以促进肠蠕动，改善便秘症状，但是高剂量的普芦卡必利不良反应明显，所以不建议老年人长时间大剂量服用。

慢性肠炎

　　68 岁的王大爷从机械厂退休后闲在家，平日里写写毛笔字，与院子里的大爷们下下象棋。王大爷日子过得清闲自在，身体还不错。但是最近这 3 个月以来，王大爷却身体抱恙，常腹痛、腹泻，有时一天还好几次，一开始以为是吃了不卫生的食物，自此每日清粥小菜调养肠胃，没想到 3 个月后病情反反复复，一直不见好。王大爷去医院检查之后，医生给出了慢性肠炎的诊断。

　　在消化内科，慢性肠炎属于一种常见的疾病，多为细菌、病毒、真菌和寄生虫等引起的小肠炎和结肠炎，临床常表现为腹痛、腹泻、稀水便或黏液脓血便等。肠炎按病程长短分为急性和慢性两类。其中慢性肠炎病程一般大于 2 个月，临床常见的类型有慢性细菌性痢疾、慢性阿米巴痢疾、溃疡性结肠炎和克罗恩病等。

　　慢性肠炎严重影响了王大爷的生活，降低了他对疾病的抵抗力和生活质量。他迫切地想要康复，那么慢性肠炎在临床上通常是怎样治疗的呢？又有什么办法可以提高慢性肠炎患者的生活质量呢？

第一问　是不是长期拉肚子就是慢性肠炎？

　　我们平日所说的拉肚子也就是腹泻，是消化系统疾病常见的临床症状。长期拉肚子在临床上也称为慢性腹泻，胃源性疾病、肠源性疾病、肝胆胰源性疾病、内分泌疾病、神经内分泌肿瘤都可能引起慢性腹泻。所以长期拉肚子并不一定是慢性肠炎，也有可能是慢性萎缩性胃炎、甲状腺功能亢进、慢性肝炎等疾病。所以，要是老年人有长期腹泻、腹痛的症状，一定要记得及时就医，确定病因再对症下药。

■ 第二问　是不是拉肚子就要吃左氧氟沙星?

　　一天，王大爷在和刘大爷下棋时说："最近我常常拉肚子，一天还拉好几次，已经持续了 2 个月，根本没法出远门，连和你一起下盘棋都困难。"一旁的刘大爷立马回答道："那你应该是吃了不卫生的东西，赶紧吃点左氧氟沙星，多喝点热水就好了。"很多人以为只要是拉肚子，就是吃坏了东西，是由于细菌感染引起的，吃点抗生素就好了，这其实是错误的。滥用抗生素不但可能起不了治疗作用，还可能因为不当使用抗生素引起肠道菌群紊乱，加重症状。长期腹泻不能简单地自己在家中服用一些抗生素了事，必须去医院就医。

■ 第三问　得了慢性肠炎怎么办?

　　慢性肠炎在临床上常见的类型有慢性细菌性痢疾、慢性阿米巴痢疾、溃疡性结肠炎和克罗恩病等，所以老年人要是患上了慢性肠炎，不要着急，去医院就医后，医生会针对不同类型的慢性肠炎，采取不同的治疗手段。慢性肠炎的治疗需遵循以下原则。

1. 药物选择需谨慎

　　临床上慢性肠炎类型不同，用药也不相同。用药之前，医生会结合临床表现，以及内镜、影像学、组织病理学和血液检查结果等综合分析，确定慢性肠炎类型再治疗。

一方面，慢性细菌性痢疾通常由志贺杆菌感染引起，这种类型的慢性肠炎一般会使用抗生素进行治疗，常用的抗生素类型主要包括喹诺酮类、阿奇霉素、头孢等；另一方面，慢性阿米巴痢疾的治疗原则为溶组织内阿米巴，属于原虫，寄居于人体，一般使用硝基咪唑类（甲硝唑）为主的药物进行治疗，也可以与喹诺酮类抗生素联合使用，通过抑制肠道共生菌影响阿米巴的生长，提高治疗效果。

溃疡性结肠炎与克罗恩病这两种类型的慢性肠炎发病原因至今尚不明确，有研究表明可能与自身免疫因素、遗传因素及环境因素等有关。氨基水杨酸制剂（如柳氮磺吡啶）是治疗轻度溃疡性结肠炎的主要药物，如果氨基水杨酸制剂治疗无效，一般医生会加用全身作用的激素药物（如泼尼松等），另外也有一些情况会用到硫嘌呤类、沙利度胺、英夫利西单抗等药物治疗溃疡性结肠炎。克罗恩病的治疗药物与溃疡性结肠炎相似，轻度克罗恩病主要使用氨基水杨酸制剂（如美沙拉秦）等，在氨基水杨酸制剂治疗无效的情况下，医生一般会应用激素布地奈德，而在激素与氨基水杨酸制剂都无效的情况下，医生则可能会用到生物制剂抗 TNF-α 单克隆抗体。

慢性肠炎是非常复杂的一种疾病，老年人一定不能通过网络、书籍等途径，自己看病，自己吃药，一定要去当地医院检查诊断，遵从医嘱。

2. 不良反应要警惕

老年人拿到医生开具的口服药后，一定要关注药物的不良反应。治疗慢性肠炎的口服药物一般用量大、用时长，很容易出现不良反应，如在服用治疗溃疡性结肠炎和克罗恩病的氨基水杨酸制剂（如美沙拉秦）时，就有可能出现白细胞减少和急性胰腺炎。老年人在服用药物后一旦出现了上述严重的不良反应，一定要及时就医并停药。

3. 补充电解质别忘记

患上慢性肠炎的老年人多数会伴随电解质紊乱，所以在治疗时，一般医生都会要求老年人口服补液、补充电解质，防止水电解质及酸碱平衡紊乱，特别应注意补钾。对于特别严重的电解质紊乱患者，应进行输液治疗，及时补充电解质。如果老年人便血量大、血红蛋白过低，医生会考虑适当输注红细胞。如果老年人病情较重，不能自主进食，医生会考虑给予肠外营养支持。

第四问　作为慢性肠炎患者，日常要注意什么？

1. 戒烟戒酒要开心

慢性肠炎是一种长期、易反复发作的消化系统疾病，吸烟和饮酒会影响机体免疫力，也会刺激消化系统，所以慢性肠炎患者在治疗时，甚至治疗后病情好转时也要戒烟、戒酒，以尽量减少慢性肠炎复发的可能性。另外，要尽量保持心情的愉悦，缓解精神压力，以提高身体抵抗力，减少复发的可能性。

2. 食品安全莫大意

有慢性肠炎的老年人应当尽量选择一些柔软、易消化且富含营养的食物，少吃多餐，尽量少吃或不吃生冷、辛辣、油腻，以及多纤维的食物。另外，更要注意食品卫生和安全，不吃过夜、不干净的食物。

3. 劳逸结合多休息

作为慢性肠炎患者，要注意劳逸结合，不可太过劳累，注意休息。为了使身体处于一个可恢复的状态，老年人可以适当进行一些可以承受的运动，舒缓自身压力。

（叶倩倩、李湘平、欧阳淼）

神经系统常见疾病用药

脑血管病

48 岁的张叔叔是一位生意人，平常工作应酬较多，作息也不规律。连续 3 年体检都发现血压偏高，最高一次血压达到了 170/110 mmHg，但张叔叔自觉身强体健，能吃能睡，一直未重视，也未服用任何降压药物。1 个月前，张叔叔在吃饭时突然拿不住筷子，从椅子上跌倒在地上。家人将他扶起时发现张叔叔嘴巴歪了，他想说话却讲不出，他被迅速送往医院。医生诊断为脑卒中，立即为张叔叔启动溶栓绿色通道，经过一系列治疗和护理，张叔叔的病情逐渐好转。家人就纳闷了，张叔叔还这么年轻，没有其他疾病，怎么就突发脑卒中了呢？

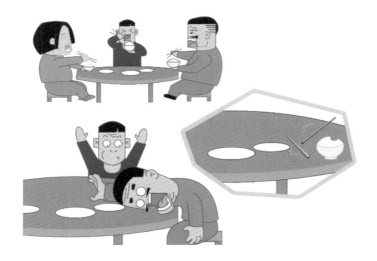

脑卒中又称中风、脑血管意外，是一种急性脑血管病，具有高发病率、高死亡率、高致残率的特点。其是由脑部血管突然破裂或阻塞，导致大脑血液循环障碍，而引起的脑组织损伤性疾病，包括缺血性脑血管病（如脑梗死、脑栓塞等）和出血性脑血管病（如脑出血、蛛网膜下隙出血等），其中缺血性脑卒中占 60% ～ 70%。据统计，我国每年新发脑卒中患者 240 余万例，每年死于脑卒中的患者 110 余万例，相当于每 12 秒就有 1 例新发的脑卒中患者，每 21 秒就有 1 例患者死于脑卒中，发病呈现年轻化的趋势，是目前危害人们生命健康的主要疾病之一，给社会和家庭带来了沉重的负担。

▌第一问　脑卒中的"预警信号"，您接收到了吗？

大多数脑卒中患者在发作之前都有一些"预警信号"，这些信号可以在几分钟或者几秒钟内自行缓解，因此往往容易被人们忽略，或者抱有侥幸心理，感觉自己身体会挺过去。这些"预警信号"包括一侧肢体无力或麻木，一侧面部麻木或口角歪斜，说话不清或理解语言困难，一侧或双眼视力丧失或模糊，眩晕伴呕吐，既往少见的严重头痛、呕吐，意识障碍或抽搐等。一旦老年人出现了这些"预警信号"，千万不可小觑，应尽早进行诊治，避免错失治疗时机。

老年人可以通过 FAST 原则快速识别自己或家人是否发生了脑卒中。

F（Face，脸）：微笑！当脸部两侧不对称或一侧嘴角歪斜，就是异常。

A（Arms，手臂）：举起双手！闭眼，双臂平举 10 秒，有一侧手臂无力往下掉，就是异常。

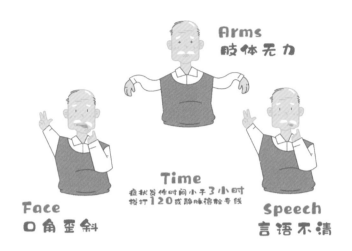

S（Speech，说话）：流利对答！问一个问题，吐字不清、说不明白或无法说话，就是异常。

T（Time，时间）：如果有上述其中一个状况出现，请马上拨打急救电话，争取抢救时间，尽快行溶栓治疗。

■ 第二问　脑卒中的高危人群，您属于哪一类？

脑卒中有"死亡训练营"的称号，一旦发生，致残、致死率很高。因此，需要提前做好预防措施，才能避免疾病的发生。那么，发生脑卒中的危险因素有哪些呢？

1. 高血压

高血压是脑卒中最重要的危险因素。由于长期高血压可使脑动脉发生粥样硬化，脑小动脉发生玻璃样变，从而导致该动脉供血区的脑组织发生缺血或梗死。因此，一旦发现血压升高，要引起重视，积极进行干预治疗。一般患者的血压应该控制在 140/90 mmHg 以下。

2. 血脂异常

血脂异常与脑卒中的发生之间存在着明显的相关性。其中低密度脂蛋白对脑血管的损伤最大，因为低密度脂蛋白是引起动脉粥样硬化的主要脂蛋白，而动脉粥样硬化是导致脑卒中风险增高的主要原因。

3. 血糖异常

糖尿病可以加速和加重动脉粥样硬化，是脑卒中的重要病理基础。此外，糖尿病代谢障碍并发血脂、血糖及血浆渗透压升高，以及微循环障碍，可引起血液黏稠度升高，导致脑供血不足。一般的糖尿病患者，空腹血糖应控制在 7.0 mmol/L 以下，餐后血糖应控制在 10.0 mmol/L 以下，糖化血红蛋白控制在 7% 以内。

4. 心房颤动

非瓣膜性心房颤动的患者每年发生脑卒中的危险性为 3% ～ 5%，这是由于部分血液在心脏中形成涡流，时间久了会形成血栓，血栓脱落随血液流到大脑，堵塞脑血管而引起卒中。

5. 无症状性颈动脉粥样硬化

动脉狭窄绝大部分由血管壁上的斑块引起，主要带来两方面的不良影响。一方面，影响大脑血供；另一方面，斑块破裂、碎片脱落，随血流堵塞远端脑血管，导致脑卒中。因此，脑供血动脉狭窄者发生脑卒中的概率较高。

6. 吸烟、酗酒者

吸烟是脑卒中的危险因素，吸烟者发生脑卒中的风险是不吸烟者的

2～4倍。虽然少量饮酒（每日饮酒的酒精量不超过25 g）对血管有保护作用，而过量饮酒则会使脑卒中风险升高。因此，长期吸烟、酗酒者是发生脑卒中的高危人群。

7. 肥胖者

因为肥胖能导致血压升高、血糖升高、血脂异常等，从而引起心脑血管疾病的发生。体重指数 [体重指数 = 体重（kg）/ 身高（m）^{2}] > 28 kg/m^2 的人更易发生脑卒中。

8. 打鼾者

睡觉习惯性打鼾的人也容易发生脑卒中，尤其是合并肥胖、心脏病和高血压的人。如果老年人有严重的打鼾症状，就需要去看医生，进一步评估发生脑卒中的风险。

9. 高同型半胱氨酸血症患者

空腹血浆同型半胱氨酸水平 ≥ 16 μmol/L 可定为高同型半胱氨酸血症。研究指出，高同型半胱氨酸血症与脑卒中发病有密切关系。

10. 长期口服避孕药者

有研究表明，35 岁以上，吸烟，有高血压、糖尿病、偏头痛或既往有血栓病史的女性，长期使用口服避孕药，脑卒中危险可能会升高。

因此，老年人应该积极控制和预防危险因素，才能减少脑血管病的发生和复发。

第三问　发生了脑卒中，该怎么办？

脑卒中发生后，短短几分钟就可以造成神经细胞不可逆的损伤。因此，及时接受早期治疗，抓住救命"时间窗"，尽早改善脑缺血区的血液循环，以促进神经功能恢复至关重要。

1. 溶栓治疗是有效手段

脑卒中的治疗关键是尽快恢复缺血脑组织的血流供应，而在有效的时间内动脉或静脉溶栓是最有效的手段。溶栓治疗就是把堵在脑血管里的血栓溶解掉，使闭塞的血管再通，及时恢复供血，减少缺血脑组织坏死。在脑卒中发病早期，只要有溶栓适应证，而且没有出血等并发症、禁忌证，就可以采取静脉溶栓治疗。一般在发病后 4.5 小时以内可以选用阿替普酶（Alteplase，rt-PA），发病后 6 小时以内可选用尿激酶来进行静脉溶栓治疗。

2. 抗血小板、降压、降脂治疗是关键

人体内的血小板，就像"修理工"，血管哪里破了，就会第一时间"赶到"，最终形成凝血块止血。但是在病理状态下，当血管内动脉粥样硬化斑块破裂后，血小板会黏附在破裂处，从而释放一些物质，最终导致血管内形成血栓，这就需要进行抗血小板治疗。目前，主要应用的抗血小板药物包括阿司匹林、氯吡格雷、替格瑞洛及西洛他唑。患者不同，病情不同，抗血小板治疗方案是有差异的。一般在发病 24 小时内，脑卒中复发风险高的轻型缺血性脑卒中者采用阿司匹林联合氯吡格雷"双抗"治疗 21 天。而发病 30 天内伴有症状，且颅内动脉严重狭窄（狭窄率为 70% ～ 99%）的缺血性脑卒中者，采用阿司匹林联合氯吡格雷"双抗"治疗 90 天。此后，阿司匹林或氯吡格雷选择一个药物，作为长期的二级预防药物。值得注意

的是，只有发生风险高的人群才需要阿司匹林进行脑卒中的一级预防，发生风险低的人群则不需要。

血压升高与脑卒中发病率、死亡率上升关系密切，因此合理控制血压就显得尤为重要。如果老年人是早期或轻度高血压患者，可通过改变生活方式进行非药物治疗，若3个月效果仍不佳，应加用抗高血压药物治疗。如果老年人是中度以上高血压患者，除改变饮食习惯和不良生活方式外，应进行持续、合理的药物治疗。降压目标：普通高血压患者应将血压降至140/90 mmHg以下，伴糖尿病或肾病的高血压患者根据其危险分层及耐受性还可进一步降低。老年人（＞65岁）收缩压可根据具体情况降至150 mmHg以下。

血脂是各种高危因素中与颅内动脉狭窄严重度最相关的因素，心脑血管事件的发生与否取决于动脉粥样硬化斑块的稳定性，他汀类降脂药（如阿托伐他汀和瑞舒伐他汀等）不仅可以降低血脂，还能够稳定斑块并逆转斑块，发挥该药物降脂作用以外的心血管保护作用。对于动脉粥样硬化性脑卒中，降脂目标是低密度脂蛋白下降50%或＜1.8 mmol/L。严格的降脂治疗可明显改善患者预后，减少心脑血管事件的发生。

3. 科学预防是保障

（1）生活作息规律，改变不健康的生活方式，如吸烟、酗酒、长期熬夜等。

（2）饮食结构合理，以低盐、低脂肪、低胆固醇饮食为宜，适当多吃豆制品、蔬菜、水果。

（3）适当运动，锻炼身体，控制体重。

（4）长期规律服药。如老年人一旦确诊高血压、糖尿病，必须终身服药；如老年人发现血脂偏高，也要适当服用降脂药物；如老年人有动脉硬化且卒中风险高，必须规律服用抗血小板药物；如老年人有心房颤动或者进行了换瓣手术，必须长期抗凝治疗。只有长期合理规律用药，才可有效防止脑卒中的发生。

痴呆

李大爷最近越来越容易丢三落四，今天已经是这个月第 5 次弄丢钥匙，家人表示又好气又好笑，"我的爹啊，怎么讲了这么多次就是不记事呢？""再这么丢下去咱家非得换锁不可了！""老头怕不是年纪大了痴呆了？""爷爷年纪大了，记性不好，以后我们多贴几个纸条提醒他。"这些有意无意地指责或玩笑李大爷听在耳中，急在心里。虽然自己也很想记住钥匙放在哪里，但不管怎么努力，总感觉心有余而力不足。这到底是怎么了？严重吗？

痴呆是以获得性认知损害为主的临床综合征，常表现为患者学习、判断、语言、视觉、定向、分析和解决问题等能力的损害和减退。全球人口老龄化不断加剧，痴呆的发病率亦逐年增长。超过 65 岁后，随着年龄增长，痴呆的发病率以每 5 年翻一倍的速度上升，大于 85 岁的老年人患痴呆风险接近 50%。根据国际老年性痴呆协会统计，目前全球约 4000 万人患有老年性痴呆，预计到 2050 年将增至 1.15 亿人。

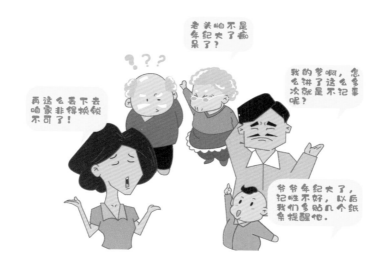

■ 第一问　老年性痴呆是病吗？

是病，得治！生活中像李大爷家那样的现象很多。对于上了年纪的老年人，家人们对于他们偶尔出现的"小问题"常没有足够的重视，认为那只是年纪大了，脑袋不灵光了，笑称是不是"痴呆"了。然而，老年性痴呆并不是人体正常衰老过程的一部分，老年性痴呆的早期诊断和治疗对于改善患者生活质量十分必要和重要！

目前存在多种关于老年性痴呆发病机制的假说，最重要的是 β 淀粉样蛋白生成及代谢紊乱假说，认为 β 淀粉样蛋白的生成与清除失衡是导致神经元变性和痴呆发生的起始事件；其次是微管相关蛋白 Tau 异常磷酸化假说；还有胆碱能假说、炎症假说、基因突变假说等。但仍没有一种假说能够全面合理地解释老年性痴呆的所有病理特征。

引发痴呆的病因有很多，据此可以将其分为变性病痴呆和非变性病痴呆。如阿尔茨海默病、帕金森病、额颞叶变性等所致的痴呆称为变性病痴呆，病程进展较慢；颅脑损伤、血管病变、感染、肿瘤、中毒等所致的痴呆则称为非变性病痴呆，进展快速。约70%的痴呆由阿尔茨海默病引起。若不经治疗，情况将进行性加重，对老年人的生活自理能力造成毁灭性的打击。

▌第二问 痴呆离您有多远？

老年人随着年龄增大，身体各种功能开始退化，或多或少都会出现一些反应慢、动作迟缓、记性不好的表现，但不要一看到这样的老年人就认为患有老年性痴呆了。应该科学认识老年性痴呆，及早发现征兆，明确诊断。临床中痴呆的诊断思路如下。

1.明确是否为痴呆

过往智力和认知完全正常，后天出现获得性的认知功能下降，对正常工作和生活造成影响，且可排除其他精神疾病的情况下，可拟诊为痴呆。可通过病史或神经心理评估判断和证实患者的认知功能和精神行为异常情况，同时应符合以下5个选项中至少2项：①记忆及学习能力受损；②推理、判断及处理复杂任务等执行功能受损；③视空间能力受损；④语言功能受损（听、说、读、写）；⑤执行功能和处理复杂任务的能力受损，可伴或不伴有人格、行为改变。

2.确定痴呆病因

不同病因性痴呆的诊疗效果存在差异。因此，应根据患者的发病特征、病程进展特点、认知功能和精神行为异常具体情况等，结合各类痴呆的特点，初步判断患者属于哪一类痴呆，以便辅以合理的检查，并最后判断其痴呆类型。尤其要注意甄别某些可逆的、可治愈的痴呆，如药物相互作用或 B 族维生素缺乏引起的痴呆等。

变性病痴呆：发病隐匿，慢性进展。若单纯表现为认知障碍，伴或不伴精神行为异常，则考虑是否为阿尔茨海默病、额颞叶变性、路易体痴呆等；若合并锥体外系症状等，则考虑为帕金森病痴呆、路易体痴呆、进行性核上性麻痹、皮质基底节变性等；若合并运动神经元病症，则需排除额颞叶痴呆合并肌萎缩侧索硬化。

非变性病痴呆：急性或亚急性发病，快速进展。大部分为血管性痴呆。其他还包括由感染、代谢、中毒、免疫、肿瘤、外伤等引起的痴呆，如桥本脑病、Wernicke 脑病等。

3. 判断进展程度

临床常用的神经心理评估量表包括：日常生活能力量表（activity of daily living scale，ADL）、临床痴呆评定量表（clinical dementia rating，CDR）、总体衰退量表（global deterioration scale，GDS）。由于生活能力减退是痴呆的重点症状，对于无法完成以上量表评估的患者，可根据以下标准判断严重程度。

轻度：主要表现为短期记忆力减退，但患者仍能独立生活。

中度：记忆力和定向力障碍严重，影响到患者的独立生活能力，常有较明显的行为和精神异常。

重度：严重的认知和智能损害，失去自理能力，有明显的括约肌障碍，常并发全身系统疾病，如肺炎、尿路感染、压疮等，最终因并发症死亡。

第三问　老年性痴呆能预防吗?

目前尚无医疗措施能够明确预防老年性痴呆。相关的药物、疫苗、激素疗法等仍在研发当中。健康的生活方式对于预防老年性痴呆至关重要,尤其是 40 ～ 65 岁年龄段的中老年人应加强此类健康宣教。研究表明,必要的健康教育可使各类型痴呆发病率降低约 20%。

早期预防首先要明确引发老年性痴呆的危险因素,包括不可干预危险因素和可干预危险因素。不可干预的危险因素:年龄、性别、遗传、家族史等;可干预的危险因素:吸烟与饮酒、饮食、体重、血压、血脂、2 型糖尿病、心脑血管疾病、脑外伤、体力活动与脑力活动、教育水平、情绪、经济水平等。针对可干预的危险因素,英国和美国的老年性痴呆预防指南中提出了一些干预建议。

1. 健康饮食,多吃蔬果

(1)地中海饮食:强调摄入自然的营养物质。以蔬菜、水果、橄榄油、鱼、五谷杂粮等为主。

(2)低盐饮食:人均摄入食盐量≤ 6 g/d。

(3)拒绝饱和脂肪酸:减少摄入含饱和脂肪酸或反式脂肪酸的食物,如红肉、油炸食品、全脂乳制品等。

(4)多吃水果和蔬菜:增加新鲜水果、蔬菜、谷物的摄入可在一定程度上降低患痴呆的风险。英国国家医疗服务系统(National Health Service,NHS)建议每天摄入 5 种水果、蔬菜。

(5)充足摄入 ω-3 脂肪酸:深海鱼油或深海鱼类中富含 ω-3 脂肪酸。

（6）少食多餐：规律和节制的饮食，使血糖维持在稳定水平。

（7）适量喝茶：研究表明，每天喝 2 ～ 4 杯绿茶可有效降低痴呆的发生风险。

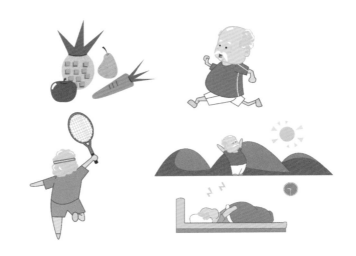

2. 戒烟限酒，坚持运动

建议戒烟，并严格控制酒精摄入量，男性每天不超过 100 mL，女性每天不超过 75 mL。规律锻炼可维持循环系统的有效运作，保持理想体重，降低胆固醇水平，维持血压和血糖的稳定可控，尤其可降低脑血管病引起的老年性痴呆风险。建议每周至少进行 150 分钟中等强度的有氧运动，运动方式可选择快走等。

3. 丰富社交，适当用脑

当代年轻人工作、生活压力大，加上不少家庭都是独生子女，中国老年人独居现象日趋严重。独居老年人由于缺少沟通交流的对象，更易患老年性痴呆。建议老年人有意识地增加社交频率，包括走亲访友、参加社区团体活动及志愿活动等。另外可以学习一些新的兴趣爱好或者上老年大学等锻炼大脑功能，不断迎接新的挑战，保持思维活力。同时可以有意识地进行记忆训练，规定自己每天记住一些事情。

4. 规律睡眠，避免熬夜

老年人应有规律的作息时间，按时入睡，按时起床，早睡早起，形成每天固定的生物钟。是否需要午睡需依个人情况而定，不少老年人常有失眠困扰，过长的午睡时间可能不利于晚间睡眠，可适当减少。同时养成良好的睡眠习惯，睡前不进行复杂的脑力或体力活动，保持精神放松，并营造舒适干净的睡眠环境。

帕金森病

66岁的王奶奶在2012年被老伴发现看电视时右手出现不自主抖动，平常洗脸刷牙的动作也比以前慢了很多。医生诊断为帕金森病，就建议王奶奶服用多巴丝肼治疗，王奶奶用药后症状有所缓解。但从2016年起，王奶奶左手开始出现不自主抖动，逐渐左右脚也开始抖了起来，起步、转身、行走也愈发困难。近两年随着王奶奶症状逐渐加重，即使每天坚持吃药，症状改善也不明显。

帕金森病日益加重使王奶奶的生活受到了很大困扰，这种疾病在老年人中越来越常见，严重影响了他们的正常生活和幸福指数。那么，怎样才能更好地控制帕金森病患者的症状，改善他们的生活质量呢？

▎第一问 帕金森病只是"手抖"这么简单？

帕金森病（Parkinson's disease，PD）是一种常见的神经系统变性疾病，又叫"震颤麻痹"，多见于老年人，呈隐袭性发病，早期症状并不十分明显，且存在个体差异，具有特征性运动症状，包括静止性震颤、肌强直、运动迟缓，以及姿势步态异常。一般而言，从发病至诊断所需时间平均为2.5年。通常，运动症状可以概括为3个字——"抖、僵、慢"。"抖"是指手、手臂、面部和下颌、小腿不由自主地抖动，这种抖静止时明显，紧张时加重，活动时反而有一定程度地减轻。"僵"是指肌肉紧绷，面部表情减少，活动时四肢感到僵硬、沉重、不灵活，坐下后很难起立，卧床时没办法自行翻身。"慢"是指动作缓慢，在日常生活中，刷牙洗脸、穿衣脱鞋、系鞋带纽扣等动作变慢，写字越写越小，走路无法迈开脚步，小碎步且越走越快。所以，一旦发现"点钞手""面具脸""慌张步"等这些特殊的症状时，应该及时到医院就诊。同时，大部分患者还有很多非运动症状，包括嗅觉减退、劳累感、焦虑、抑郁、失眠、便秘、流涎、精神症状、异常出汗、痴呆等，严重影响患者的生活质量。

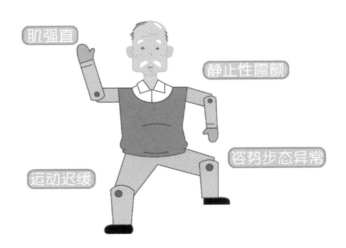

研究显示，帕金森病的发生与黑质多巴胺能神经元变性死亡有关，但是究竟什么引起了这些神经元的变性、死亡还不能明确，可能与遗传因素、环境因素、神经系统老化等多种因素有关，是多因素交互作用的结果，除基因突变导致的少数家族性帕金森病患者发病外，基因易感性可使患病的概率增加，但并不一定发病，只有在上述因素的共同作用下，才会发病。

■ 第二问　帕金森病能治愈吗？

　　帕金森病的治疗手段包括药物治疗、手术治疗、运动疗法、心理疏导及照料护理等。在疾病的治疗中，药物治疗作为首选，是整个治疗过程中的主要治疗手段，手术治疗则是药物治疗的一种有效补充。目前应用的所有治疗手段，无论是药物治疗或手术治疗，都只能改善患者的症状，并不能阻止病情的发展，更无法治愈。因此，治疗不仅要立足当前，并且需要长期管理，才能达到长期获益。

　　帕金森病的运动症状和非运动症状都会影响患者的工作和日常生活能力，因此应该以改善症状、提高工作能力和生活质量为治疗目的。帕金森病的药物治疗需遵循以下几个原则。

　　（1）提倡早期诊断、早期治疗，以更好地改善症状，达到延缓疾病进展的效果。

　　（2）应坚持"剂量滴定"，以避免产生药物的急性不良反应，力求尽可能以小剂量达到满意的临床效果，避免或减少运动并发症，尤其是异动症的发生。

（3）治疗应遵循循证医学证据，也应强调个体化特点，不同患者的用药选择需要综合考虑患者的疾病特点和疾病的严重程度，以及有无认知障碍、发病年龄、就业状况、有无共病、药物可能的不良反应、患者的意愿、经济承受能力等因素，尽可能避免、推迟或减少药物的不良反应和运动并发症。

（4）进行抗帕金森病药物治疗时，特别是使用复方左旋多巴时不能突然停药，以免发生撤药恶性综合征。

▎第三问　抗帕金森病药物，您吃对了吗？

帕金森病的药物治疗包括疾病修饰治疗药物和症状性治疗药物。疾病修饰治疗的目的是延缓疾病的进展。目前，临床上有疾病修饰作用的药物主要包括以下 6 大类。

（1）抗胆碱能药：目前国内主要应用苯海索，适用于伴有震颤的患者，而对无震颤的患者不推荐应用。对于 < 60 岁的患者，长期应用此类药物可能会导致其认知功能下降，所以要定期复查认知功能，一旦发现患者的认知功能下降则应立即停用；对于 > 60 岁的患者，最好不应用抗胆碱能药，闭角型青光眼及前列腺肥大患者禁用。

（2）金刚烷胺：每日最后一次服药应在下午 4 点前。对少动、强直、震颤等症状均有改善作用，并且对改善异动症有帮助。肾功能不全、癫痫、严重胃溃疡、肝病患者慎用，哺乳期妇女禁用。

（3）复方左旋多巴：目前常用的药物为多巴丝肼，应该在餐前 1 小时或餐后 1.5 小时服药，用药时要根据病情逐渐增加剂量，将剂量维持在疗效满意且不出现不良反应。复方左旋多巴常释剂具有起效快的特点，而控释剂维持时间相对长，但起效慢、生物利用度低，在使用时，尤其是 2 种不同剂型转换时需加以注意。活动性消化道溃疡者慎用，闭角型青光眼、精神病患者禁用。

（4）多巴胺受体（dopamine receptor，DR）激动剂：非麦角类 DR 激动剂（如吡贝地尔缓释剂、普拉克索）为首选药物，适用于早发型帕金森病患者的病程初期，应从小剂量开始，逐渐增加剂量至获得满意疗效且不出现不良反应为止。不良反应与复方左旋多巴相似，不同之处是症状波动和异动症发生率低，而直立性低血压、脚踝水肿和精神异常（幻觉、食欲亢进、性欲亢进等）的发生率较高。在药物使用过程中，我们需要注意的是，普拉克索服药不受进食影响，可单独服用或伴食物一起服用，而吡贝地尔缓释剂需在进餐结束后用半杯水送服整粒，不可咀嚼。

（5）单胺氧化酶 B（monoamine oxidase B，MAO-B）抑制剂：主要有司来吉兰和雷沙吉兰。司来吉兰在早晨、中午服用，勿在傍晚或晚上服用，以免引起失眠；雷沙吉兰应早晨服用。胃溃疡者慎用，忌与 5- 羟色胺再摄取抑制剂合用。

（6）儿苯酚氧位甲基转移酶（catechol-O-methyltransferase，COMT）抑制剂：如恩他卡朋，需与复方左旋多巴（如多巴丝肼）合用，单用无效。不仅可以改善患者症状，而且可能预防或延迟运动并发症的发生。

■ 第四问 我药吃了，为什么效果越来越差？

中晚期帕金森病患者的治疗，不仅要力求改善患者的运动症状，还要妥善处理一些运动并发症和非运动症状。在运动并发症的治疗中，症状波动的治疗尤为重要，即剂末恶化和开 – 关现象，这也是有些患者觉得用药后效果变差的原因，那究竟是怎么一回事呢？

剂末恶化是指帕金森病患者在药物治疗若干年后出现药性减弱，药效维持时间变短，从而导致药量不断增加的现象。对剂末恶化的处理方法为：①在仍能有效改善运动症状的前提下，复方左旋多巴（如多巴丝肼）的每日总剂量不变，增加每日服药次数，从而减少每次服药剂量；或增加每日总剂量，每次服药剂量不变，而增加服药次数。②早期出现剂末恶化，尤其发生在夜间时，可以将常释剂换为控释剂，以延长复方左旋多巴（如多巴丝肼）的作用时间，剂量需增加 20% ～ 30%。③加用长半衰期的 DR 激动剂（如吡贝地尔缓释剂、普拉克索），若已用 DR 激动剂而疗效减退，可尝试换用另一种 DR 激动剂。④加用对纹状体产生持续性 DR 能刺激的 COMT 抑制剂（如恩他卡朋）。⑤加用 MAO-B 抑制剂（如司来吉兰和雷沙吉兰）。⑥避免饮食（含蛋白质）对复方左旋多巴吸收及通过血脑屏障的影响，宜在餐前 1 小时或餐后 1.5 小时服药，调整蛋白饮食可能有效。⑦手术治疗，主要为丘脑底核行脑深部电刺激术（deep brain stimulation，DBS）可获裨益。

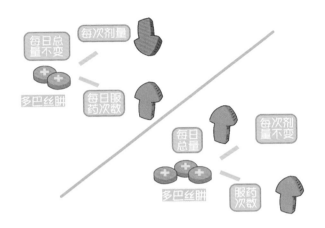

　　开－关现象是指症状在突然缓解（开期）与加重（关期）间波动，开期常伴异动症，多见于病情较为严重的患者，其发生与患者服药时间、药物血浆浓度无关，故无法预测关期发生时间。"开"时在未加用任何相关治疗的情况下，可出现突然活动正常，肢体僵硬消失，可以活动自如。"关"主要表现为突然出现肢体僵直，运动不能，像断电一样，如走路时突然迈不开步子，脚上好像戴了脚镣铅锤，举步维艰。长期应用一种疗法或单方单药往往容易导致类似开－关现象的不良反应，因此患者应按照"最小剂量，最佳效果，细水长流，不求长效"的用药原则，才可减轻这些症状。目前开－关现象的处理较为困难，可以选用口服 DR 激动剂（如吡贝地尔缓释剂、普拉克索），或可采用微泵持续输注左旋多巴甲酯、乙酯、DR 激动剂。

总之，帕金森病患者需警惕早期症状，争取在发病的最早期即采取有效的治疗措施，才可以有效改善疾病的症状。在选用合理药物治疗的同时，改善生活方式也显得尤为重要。在合理饮食方面，要做到食物多样，多吃谷类和蔬菜、瓜果，经常进食适量的豆类和牛奶，尽量不吃肥肉、荤油和动物内脏。此外，坚持适当的锻炼和日常活动也很重要，可以选择打太极拳、慢跑、步行等中低强度的运动，避免过度运动，不主张球类等剧烈运动。因此，尽早诊断、尽早发现、尽早治疗，帕金森病患者也能拥有幸福的生活。

失眠

夜里总是睡不着，60岁的李爷爷最近心情有点糟。退休前他是一位中学教师，工作压力再大也从不失眠，为什么退休后毫无压力，开始享受天伦之乐的他反而夜里经常睡不着？这让他百思不解。在儿子的劝说下，李爷爷来到医院就诊，医生告知他失眠是中老年人最常见的睡眠问题，严重时可配合药物治疗。一听说可能要吃药，李爷爷心里有点慌，为何只是有些睡不好，还给"整"得这么复杂了？

在我国，老年人失眠的年患病率约5%，是老年人常见的睡眠问题，常表现为入睡难、睡眠浅、容易醒等特点。随着年龄越来越大，失眠的概率也逐渐增加，65岁以上的老年人被失眠困扰的高达20%～50%。

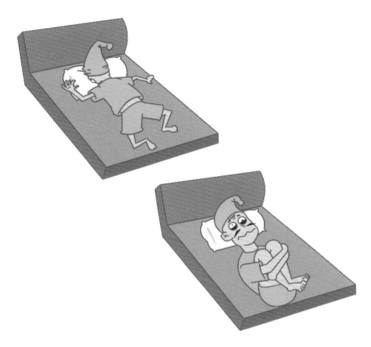

第一问　我没有精神压力，为什么晚上睡不着？

老年性失眠是老年人常见的睡眠障碍之一，其原因十分复杂，可能与生理因素、躯体疾病、心理因素、环境因素和原发性睡眠疾病等相关。

1. 生理因素

随着年龄增加，老年人中枢神经系统的结构和功能都不可避免地会发生程度不一的变化，如松果体功能减退、下丘脑视交叉上核中褪黑素分泌减少等，这些复杂的变化均有可能使老年人睡眠调节能力下降。然而，失眠确切的生物学发病机制仍未明确，有待进一步研究。所以，老年性失眠跟有没有精神压力没多大关系。

2. 躯体疾病

大多数老年人都没法逃脱各种慢性疾病的困扰。像心脑血管疾病、消化系统疾病、呼吸系统疾病、风湿免疫疾病、泌尿系统疾病等都是老年人的高发疾病。与这些疾病相伴而来的可能还有各种疼痛，如腰椎间盘突出、类风湿关节炎等。这些疾病和疼痛都可能影响老年人的睡眠质量。同时因其他疾病而服用的药物也可能会对睡眠造成一定影响。

3. 心理因素

心理因素是引起老年性失眠的重要因素，也是最容易被忽略的因素。虽然俗话说："五十而知天命，六十而耳顺，七十而从心所欲。"但相比年轻人，老年人的心理其实更为脆弱，且不易为人所知。老年人的社会关系往往较为简单，容易感到孤独无助。随着年龄增长，一方面，容易产生悲观的负面情绪；另一方面，在越来越多的事情上过于操心但又力不从心，使老年人产生焦虑感。同时，丧偶、子女不孝、经济压力等也极有可能引发老年人的睡眠障碍。

4. 环境因素

噪声、强光、潮湿、床不舒适等都可能影响老年人的睡眠。

5. 原发性睡眠疾病

阻塞性睡眠呼吸暂停综合征、周期性肢体运动和不安腿综合征等。

▍第二问　老年性失眠需要治疗吗？

大多数老年人不能正确认识老年性失眠，缺少正规治疗。那么仅仅是睡不着就需要治疗吗？首先，我们应该对失眠有个科学的认识。

失眠常有以下几种表现形式。

（1）入睡困难。上床 30 分钟后仍不能进入睡眠。

（2）易醒及醒后难以再次入睡。通常觉醒次数超过 2 次。此类患者大脑皮层惊醒水平过高，浅睡眠时间长，易中途转醒，导致睡眠时间缩短，睡眠质量差。

（3）早醒。一般表现为醒来时间比正常时间早 2 小时，且值得关注的是，早醒的失眠患者常伴随着抑郁的风险。

（4）多梦。整夜感觉似睡非睡，一直都在做梦，且容易惊醒。

（5）睡眠时间缩短。通常少于 6 小时。

（6）日间残留效应。即第 2 天白天感到头晕、头痛、精神萎靡、嗜睡、乏力等。所以，并不是所有睡眠时间减少的现象都称为失眠，只有当存在睡眠时间不足或质量下降，还存在失眠相关的日间损害，对白天的生活和工作造成不良影响时，结合临床医生专科诊断才能称为失眠，所以偶尔睡不好的时候也不要给自己过大的心理压力。

长期严重失眠必须治疗。老年性失眠不仅影响睡眠，还可造成一系列继发问题。①免疫力降低，长期缺少足够的休息，可使人体对各种疾病的抵抗力下降。②记忆力减退，影响工作生活。③引起自主神经功能紊乱、老年性痴呆等，还可影响老年人对自身健康的评价，增加抑郁、焦虑风险，同时还有可能加重或诱发心悸、头痛、脑卒中等。不少老年性失眠患者本身还伴有其他躯体疾病和心理疾病。

因此，广大老年人应对老年性失眠有科学的认识，积极治疗。目前临床以药物治疗为主，同时还有心理治疗和物理治疗等。

▍第三问 失眠老不好？治疗原则要记牢！

失眠的治疗首先应明确病因，根据症状和程度的不同选择非药物治疗、药物治疗或者综合治疗。

1. 首选非药物治疗

非药物治疗如认知行为治疗、睡眠卫生教育、建立健康规律的睡眠习惯等。认知疗法联合行为治疗（CBT-I 治疗）可作为 I 级推荐，即进行睡眠限制和刺激控制，可有效缓解老年人入睡困难，增加总睡眠时间，提高睡眠效率，改善睡眠质量，并可长期维持疗效，无明确不良反应。

2. 推荐一线使用非苯二氮䓬类药物

若非药物治疗依从性不好或针对其他躯体疾病的治疗无法缓解失眠症状时，一般来说，非苯二氮䓬类（如唑吡坦、佐匹克隆、右佐匹克隆、扎来普隆、格鲁米特等）为药物治疗的一线用药。还可使用褪黑素受体激动剂（如雷美尔通、阿戈美拉汀等）。开始治疗后应每 4 周对患者进行临床监测和评估。若停药将影响患者生活质量，或其他药物、非药物治疗均不能有效缓解失眠症状时，则选择非苯二氮䓬类维持治疗。老年人使用苯二氮䓬类（如地西泮、艾司唑仑、咪达唑仑等）药物需谨慎，防止共济失调、意识模糊、幻觉、呼吸抑制，以及肌无力导致的跌倒、外伤或其他意外。

3. 药物治疗指征

（1）当失眠继发或伴发其他疾病时，应同时积极治疗其他疾病。如伴抑郁的失眠患者，可选用具有镇静作用的抗抑郁药（如曲唑酮、阿米替林、多塞平、米氮平等）进行治疗。

（2）不同类型失眠治疗方式有差异。急性失眠（＜4周）应早期使用药物治疗；亚急性失眠（4周至6个月）应采用药物治疗联合认知行为治疗；慢性失眠（＞6个月）要结合治疗目的，若以迅速缓解症状为目的，则可按需或间断服药2个月后再评估。

（3）需长期药物治疗的患者，考虑安全性，治疗剂量应从最小有效剂量开始，提倡间断或按需服药，但目前尚无成熟的治疗模式。

一般来说，"按需"包括以下情况：①预感入睡困难时，于准备上床睡觉前15分钟服药；②上床后30分钟仍无法入睡，或早醒且无法再次入睡可服药；③按照个体化需求，如第2天白天有重要事情时可服用。

▍第四问　如何"找回"完美睡眠？

1. 睡眠习惯要养好

（1）下午4点后避免饮用咖啡、浓茶等兴奋性物质。

（2）睡前避免饮酒。

（3）规律体育锻炼，但睡前3～4小时内避免剧烈运动。

（4）睡前避免暴饮暴食或吃过多不易消化的食物。

（5）睡前1小时停止引起大脑兴奋的脑力劳动或看电视、阅读书籍等。

（6）营造安静、舒适、干净、光线适宜的卧室环境。

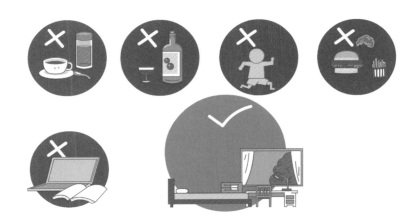

2. 放松情绪不能少

失眠患者常对睡眠感到恐惧，越怕睡不着反而越睡不着，形成恶性循环，所以保持积极的态度很重要。

（1）对睡眠充满期待。

（2）不要把遭遇的所有问题都怪罪于没睡好。

（3）保持自然入睡，而不是强行让自己睡觉。

（4）减少对睡眠这一行为的过多关注。

（5）不要因为偶尔几次睡眠问题就产生负面情绪。

（6）培养对失眠的耐受能力，不要因为失眠影响白天的所有活动。

3. 饮食助眠好处多

许多食物对睡眠亦有助益。

（1）小米：富含色氨酸，可抑制兴奋，产生疲惫感，富含淀粉，产生饱腹感，具有健胃、和脾、安眠之功效。

（2）核桃：味甘性温，是很好的滋补营养食物，对神经衰弱、睡眠质量下降患者有利。

（3）牛奶：富含色氨酸，可在临睡前喝一杯助眠。

另外，还有蜂蜜、红枣、桑葚、苹果等。

让老年人拥有美好睡眠，关键在于科学认识失眠、养成良好睡眠习惯、合理搭配饮食、适时调整情绪，必要时采用药物治疗。睡眠无小事，失眠非大事。

（石茵、杨瑞、易芳）

内分泌系统常见疾病用药

老年糖尿病

70岁的王奶奶是一位退休教师，退休后活跃在合唱团、舞蹈队，看起来精神气儿十足。半个月前女儿带她体检，发现王奶奶的血糖升高，建议她到内分泌科就诊。经过系统的检查和评估，医生诊断王奶奶患上了"2型糖尿病"，需要通过降糖药物治疗。可听院子里的"糖友们"说降糖药一旦吃上就停不了，王奶奶这可犯了难。

老年人是"三高"的高发人群。"三高"即高血糖、高血压和高脂血症。近些年，随着生活水平的提高和生活方式的改变，这些慢性疾病越来越呈现出低龄化的态势，很多老年人长期受到这些慢性疾病的困扰。跟王奶奶一个院子的老伙伴张爷爷经常开玩笑地说自己每天吃的药比饭都多。面对这些老年人，我们该如何从根本上改善他们的健康状况和生活质量呢？

■ 第一问　我很少吃糖，为什么会得糖尿病？

"大爷，您这是得了糖尿病！""医生，我很少吃糖，为什么会得糖尿病呢？"这是经常发生在老年人和医生之间的对话。很多老年人更是因为自己患上糖尿病，所有带甜味的食物都不敢吃了。其实，造成这一误区的原因是其对"糖"的理解有误。

医学上的糖类指碳水化合物，主要包括单糖、双糖和多糖。而老年人所指的糖，是具有甜味的单糖和双糖。我们日常食用的面条、米粥等，虽然吃起来没有甜味，但因为它们富含多糖，同样能使血糖升高。

在我国 60 岁及以上的老年人中，糖尿病的患病率为 20% 左右，且逐年递增。其中 95% 以上是 2 型糖尿病，少数是 1 型糖尿病和其他类型糖尿病。我们常说的糖尿病多指 2 型糖尿病，它是由于胰岛素分泌不足或靶器官对胰岛素抵抗所致。胰岛素是体内唯一参与降低血糖的激素。在正常情况下，当血糖升高时，胰岛分泌的胰岛素就会增加，促使利用糖的组织加快对糖的使用，用不完的糖则会转变成糖原贮存起来，以备不时之需。如果此时胰岛不能制造足够多的胰岛素，或者原本利用糖的组织不能识别糖进而对糖加以利用，糖就会变得无路可退，蓄积在血液中，发生高血糖。因此，糖尿病与吃糖并没有什么必然联系。

▌第二问　怎样做才是"管住嘴，迈开腿"？

医生总要对有"三高"的患者叮嘱："管住嘴，迈开腿"。生活方式的改变对于老年糖尿病患者的血糖管理和疾病控制至关重要。但对于老年糖尿病患者，应该说要适度"管住嘴"，量力"迈开腿"。

老年人由于活动量小，能量消耗少，过于严苛地限制热量和蛋白质的摄入可能会导致肌肉减少、体重下降。可别小看肌肉的作用，它可以增加葡萄糖利用，减轻胰岛素抵抗；还可以保护和支撑颈腰椎，防止椎间盘突出；更可以维持身体平衡，防止跌倒和骨折。过度限制饮食也可能把所需的营养素拒之门外，无形中增加了贫血、低蛋白血症等营养不良的风险，进而造成免疫力下降。

适度"管住嘴"，即适当控制饮食。忌食肥肉、荤油等高脂肪食物，适当增加粗粮、杂粮及豆类的摄入，多吃新鲜蔬菜及膳食纤维丰富、升血糖指数低的食物。保证总热量和蛋白质的摄入，兼顾饮食结构。

量力"迈开腿"，即选择适合自己的体育锻炼。与青年人不同，老年人在运动前一定要先做一次全面体检。如果心肺功能良好，可以选择快步走、慢跑、骑自行车、打太极拳等适度的有氧运动；如果有严重心肌缺血、不稳定型心绞痛或肺功能不佳者，则暂时不宜运动。另外，运动一定要循序渐进，量力而行。

▌第三问 降糖药物怎么选？

当单纯改变生活方式不能有效控制血糖时，就应该听从医生的建议，开始药物治疗。血糖控制的好坏直接关系到病情进展与否。长期"泡在糖水中"，久而久之，老年人会感到眼睛看不清了（糖尿病性视网膜病变），脚开始溃烂了（糖尿病足），手脚感觉像是戴了手套、袜套（糖尿病性周围神经病变）等。上述这些都是糖尿病的并发症，而良好的血糖控制可以延缓这些并发症的发生和进展。

老年糖尿病的治疗需遵循以下几个原则。

1. 慎重选择降糖药

医生为患者开具降糖药物处方，一方面是从患者的病情出发；另一方面是从药物本身的性质出发。例如，王奶奶以餐后血糖升高为主，而张爷爷是空腹血糖和餐后血糖都高；王奶奶才诊断糖尿病 1 年，而张爷爷是 10 年的"老糖友"了；王奶奶的肝肾功能基本正常，而张爷爷有肾功能不全。那么医生在为两位老年人选择药物时，会针对血糖升高的类型、幅度和药物排泄的主要途径等为患者制订个性化的药物治疗方案。所以，不要听别人在吃什么药，自己也去购买什么药。只有适合自己的才是最好的。

2. 及时检查肝肾功能

降糖药物大多是在肝脏内代谢，经肾脏排出，而老年人的肝肾功能随着年龄的增加逐渐下降，还有些老年人原来就有慢性肝病或肾病病史。因此，用药前应先检查肝肾功能，否则用药不当会进一步加重肝肾负担。

3. 提高用药依从性

老年人记忆力不好，忘吃药、吃重药、吃错药的情况时有发生，尤其是在药物种类过多时。因此，在给老年人制订治疗方案时，应尽量减少服药的种类及次数，以增加患者服药的依从性。同时，可以利用分药盒、手机智能化提醒软件等方式，提醒老年人按时服药。

4. 相互作用要警惕

许多老年糖尿病患者会同时患有多种疾病，除了降糖药物以外还需要服用多种其他药物，在这些药物当中，有些药物（如糖皮质激素、利尿剂、雌激素等）会削弱降糖药物的作用；有些药物（如阿司匹林、普萘洛尔、ACEI、利血平等）可以增强降糖药物的作用。老年糖尿病患者在去其他科室看病时，一定要告知医生目前在吃什么药，医生会充分考虑到这些药物对降糖药物的影响，酌情调整降糖药物的用量，以保持血糖平稳，防止出现低血糖。

5. 保健食品不是药

保健食品不是药品，不具备确切的临床疗效，仅有辅助的保健作用，切不可用保健食品替代药品。虽然有些针对糖尿病患者的保健食品具有一定的降糖作用，但几乎无一例外都在保健食品中违规加入了西药成分，如果过量服用，对身体危害甚大。

6. 中药降糖要甄别

市面上的降糖中成药品种繁多，疗效各异。对于改善糖尿病并发症具有一定的功效，但是直接降糖作用较弱，单独使用只适合病情轻、血糖较稳定的糖尿病患者，并且需要在中医师、中药师的指导下选用。

现在很多降糖作用强的中成药往往含有西药的降糖成分，如果再同时合用其他降糖西药，有发生低血糖的风险，故使用降糖中成药要仔细甄别。

7. 谨防发生低血糖

老年人本身就是低血糖的易感人群，并且由于神经病变、感觉迟钝，容易发生"无症状性低血糖"，患者常常在没有任何征兆的情况下直接进入昏迷状态，这种情况如果发生在夜间则非常危险，往往因错过抢救时机而导致严重脑损伤，甚至死亡。老年糖尿病患者独自外出或运动时最好随身携带一些糖果、饼干等食物，预防低血糖发作。

第四问　胰岛素该怎么用？

虽然注射胰岛素没有口服降糖药方便，但是当病情进展到一定程度，单独使用口服降糖药物不能很好地控制血糖时，就应该及时遵医嘱开始胰岛素联合或不联合口服降糖药治疗。关于胰岛素的正确使用，您可能关心的问题都在这里。

1. 胰岛素的储存

胰岛素既怕冷，又怕热。没有开封的胰岛素应储存在冰箱的冷藏室中（2～8℃），尽量避免贴近冰箱后壁和放置在冰箱门上，切勿存放在冷冻层；已经开封装入笔中的胰岛素则无须再放入冰箱，室温下避光保存可使用4周左右。

2. 胰岛素的使用

（1）注射方式要记牢：注射胰岛素采用皮下注射的方式，应避免注射到肌肉层。胰岛素针头并不是统一规格的，其长度包括4 mm、5 mm、6 mm、8 mm、12.7 mm等。通常针头越短越不容易穿入肌肉层，但腹壁脂肪比较厚的老年人可以选择相对长一些的针头。8 mm针头需用拇指和食指捏起皮肤注射，12.7 mm针头则需倾斜45°进针。

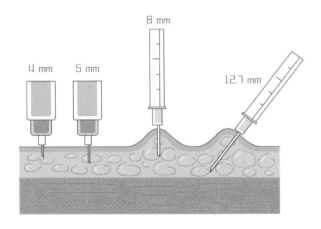

（2）注射部位要适宜：注射胰岛素常选择在以下4个部位进针，腹部、上臂外侧的中1/3处、双侧大腿前外侧上1/3处和双侧臀部外上侧。其中，腹部注射吸收最快，上臂次之，大腿和臀部吸收较慢。所以注射部位的选择往往与使用的胰岛素种类有关。短效胰岛素需要尽快吸收，快速降低血糖，所以应该选择腹部注射。而中长效或长效的胰岛素类似物，为了延缓吸收，使作用更持久，可以选择大腿或臀部注射。

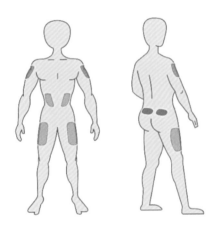

要避免反复在同一部位注射胰岛素，反复同一部位注射容易产生硬结，导致胰岛素吸收率下降，吸收时间延长，造成血糖波动，可将注射部位分区，每周轮换注射区域。两次注射应距离1横指（1 cm）以上的宽度。

（3）"预混"用前摇一摇：预混胰岛素是将短（速）效和中效胰岛素按照一定的配比预先混合而成的。所以，在使用前需要手动将其混合均匀。正确的手法是：慢慢地（不可大力摇动）水平滚动10次，再上下颠倒10次，混合均匀后方可使用。

（4）排气步骤不可少：排气步骤不会浪费药品，不充分排气会导致剂量不准确，进而影响血糖水平。将剂量调节旋钮旋至 2 U，针尖向上直立，手指轻弹笔外壳数次，使空气聚集在上部后，按压注射键，直至一滴胰岛素从针头溢出，即表示活塞杆已与笔芯完全接触，且笔芯内的气泡已排尽。

（5）用量不可随意调：有些老年人晨起测血糖，发现空腹血糖较高，误以为是前一天胰岛素注射的剂量不够，于是便擅自加大胰岛素注射的剂量。其实出现这种情况，除了降糖药物使用剂量不足之外，还有可能是因为患者夜间血糖过低。老年人要养成良好的自我监测血糖的习惯，一旦出现血糖波动大的情况需及时复诊，由医生调整胰岛素的品种和用法，擅自调整剂量十分危险。

（6）注射完毕等一等：药液注射完毕后针头在皮下停留 5 ～ 10 秒再拔针，确保胰岛素完全注入体内。如果拔针过早，可能导致胰岛素流出。在注射剂量较大的情况下可以将停留时间延长至 15 秒以上。

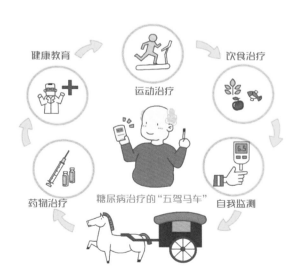

让老年人告别糖尿病之忧的关键在于早预防、早诊断、早治疗。"驾好"糖尿病管理的"五驾马车"——教育、饮食、运动、药物、监测，以糖尿病为伴的老年生活，同样可以有滋有味！

高尿酸血症和痛风

近年来，随着生活水平的提高及饮食结构的改变，我国高尿酸血症及痛风患者大幅增加，目前我国痛风患病率为 1% ~ 3%。国家风湿病数据中心网络注册及随访研究的阶段数据显示，我国痛风患者平均年龄为 48.28 岁（男性 47.95 岁，女性 53.14 岁），多见于中老年男性。由于痛风可引发关节、肌肉、肾脏等组织的一系列病变，严重影响老年人的生活质量，需引起重视。

第一问　尿酸高就是痛风吗？

57 岁的李伯伯是一位老干部，体检时发现尿酸值高于正常值上限，李伯伯认为自己的生活方式比较健康，不吸烟、不饮酒、坚持运动，除有高血压外，没有其他相关基础疾病，也没有出现关节肿痛等相关临床症状。院子里的老人们非常热心，有人建议他赶快吃药，别耽误病情；又有人说没有问题，只要注意饮食就可以。李爷爷这可犯了难，尿酸高就是痛风吗？它们有关系吗？带着问题的李爷爷马上到医院就诊，医生建议他先回去调整饮食，增加运动量，定期复查后根据有无症状再决定是否服药。

面对这类老年人的困惑，首先需要明白高尿酸血症与痛风的区别。①高尿酸血症：在正常嘌呤饮食状态下，用尿酸氧化酶法测定非同日两次空腹血的尿酸水平，无论男性还是女性，血尿酸水平超过 420 µmol/L。②痛风：是一种单钠尿酸盐沉积导致的晶体相关性关节病，与嘌呤代谢紊乱及尿酸排泄减少所致的高尿酸血症直接相关，表现为反复发作性急性痛风性关节炎、痛风石沉积、痛风石性慢性关节炎和关节畸形，常累及肾脏，引起慢性间质性肾炎和尿酸肾结石形成。③两者的关系：无症状、无痛风石的高尿酸血症不是痛风，高尿酸血症不一定会发展为痛风，有些患者可以终身无任何痛风症状。但是高尿酸血症是代谢综合征、2 型糖尿病、高血压、心血管疾病、慢性肾病、痛风等疾病发生的独立危险因素。所以，这类患者首先应该改善生活方式，避免高嘌呤饮食、多饮水、戒烟酒、坚持锻炼等，并观察是否有痛风或相关伴发疾病的发生。

■ 第二问　痛风急性发作痛不欲生怎么办？

60 岁的邓叔叔晚上与老同学聚会后回家，凌晨 1 点突然出现左足拇指红肿，疼痛剧烈，呈刀割样，不能忍受，且无法缓解，到医院就诊。通过询问得知邓叔叔晚上饮用了大量啤酒，吃了海鲜，并且既往有高脂血症、糖尿病、痛风病史。抽血结果显示血尿酸 548 µmol/L。经过一系列检查，排除其他相关疾病后，确诊为急性痛风性关节炎。

1.临床表现

急性痛风好发于下肢关节，起病急骤，数小时内症状发展至高峰，关节及周围软组织出现明显红肿，疼痛剧烈。以第一跖趾关节多见，其次为足背、踝、手、腕、膝、肘关节；肩、髋、脊椎关节很少累及。严重者大关节受累时可有关节渗液，并可伴有发热、血常规改变等全身症状。

2. 生活方式

注意卧床休息，抬高患病肢体，一般休息至关节疼痛缓解 72 小时后可恢复活动。严格限制海鲜、动物内脏、高汤、菌类、豆制品等高嘌呤食物，尽量选择牛奶、蛋类、新鲜果蔬等低嘌呤食物，忌酒（尤其是啤酒）及甜饮料，多喝水（2000 ～ 3000 mL/d）、多排尿，以增加尿酸的排泄。

3. 药物治疗

痛风急性发作期用药遵循"尽早""小剂量"的原则。24 小时内尽快有针对性地使用缓解疼痛的药物。推荐使用：①对于非选择性非甾体抗炎药（如布洛芬、双氯芬酸钠等），用药前需注意有无消化道高危因素，用药时应注意消化道出血症状及血压情况。②选择性 COX-2 抑制剂（依托考昔、塞来昔布），需注意心血管安全性。③建议无肝肾功能不全的患者同时使用秋水仙碱，每小时 0.5 mg 或每两小时 1 mg，在 48 小时内用药效果更好。如果疼痛缓解应立即停药，使用过程中发生恶心、呕吐、腹泻等消化道症状也要及时停药，每天最大剂量不宜超过 6 mg。若剂量达到 6 mg 症状仍没有缓解，也需要停药。④对以上两类药物均不耐受或者效果不佳的急性发作期患者，可短期单用糖皮质激素（具体用药剂量请遵医嘱）。⑤碱化尿液：pH ＜ 6.0 时，建议服用枸橼酸制剂、碳酸氢钠碱化尿液，使晨尿 pH 维持在 6.2 ～ 6.9。

4. 认识误区

①滥用抗菌药物：痛风性关节炎是尿酸盐结晶沉积在关节及周围软组织中引起的无菌性炎症，不是细菌引起的感染性炎症，故抗生素治疗无

效，切勿滥用。②尿液 pH 值越高越好：碱化尿液并不是说 pH 值越高越好，当尿液 pH > 7.0 时，尿酸易以钙盐形式沉积于肾脏、尿路成为结石。因此，应定期监测尿液 pH 值，根据检查结果及时调整药物用量。③不宜在急性期加用抑制尿酸生成及促尿酸排泄的药物。

■ 第三问　不痛了还需要继续服药吗？

邓叔叔经过医院治疗，左足拇指红肿热痛均有缓解。但邓叔叔心中的疑问是："我血尿酸虽然高，但是一年痛不了几次，真的要每天吃药吗？"面对这类患者的困惑，不痛了是否就代表不用服药了呢？如果需要服用，用什么药物呢？在生活、饮食等方面还需要注意什么呢？

1. 控制目标

为预防痛风急性发作，防止并发症发生，痛风发生过 1 ~ 2 次者，血尿酸需控制在 360 μmol/L 以下；伴有痛风石的慢性痛风患者，血尿酸需控制在 300 μmol/L 以下。

2. 生活方式

缓解期的痛风患者尽管一般无自觉症状，仍须坚持低嘌呤饮食，多喝水，忌烟酒，多进行户外活动，防止关节受凉或受伤，注意控制体重。

3. 药物治疗指征

①经过饮食控制而血尿酸浓度仍然在 416 μmol/L 以上；②初发痛风应在关节炎症状缓解 2 周后启动降尿酸药物治疗；③每年急性痛风性关节炎频繁发作（> 2 次 / 年）、有慢性痛风关节炎或者痛风石的患者、有肾结石或肾功能损害者。

4.药物品种选择

根据患者的肾功能和24小时尿酸排出量，可供选择的药物分为以下两类。①抑制尿酸生成的药物：别嘌醇（建议首次使用前做 HLA-B5801 基因检测，结果阳性者避免使用别嘌醇。从低剂量开始，肾功能正常患者起始剂量为 50 mg/d，逐渐加量，肾功能不全患者剂量需减少，并逐渐增加剂量。服用别嘌醇期间，密切监测有无超敏反应，如果出现皮肤瘙痒、皮疹、咽痛及发热等不适，应立即停用上述药物并复查血常规等）或者非布司他（轻、中度肝肾功能不全的患者应用时，无须调整剂量，需监测心血管事件风险）。②促进尿酸排泄的药物：苯溴马隆（应从低剂量开始，碱化尿液，避免与其他肝损害药物同时使用，存在尿酸性肾结石的患者和重度肾功能不全的患者慎用）。在服用降尿酸药物期间，需定期复查血常规、肝肾功能。上述药物使用过程中均需要多饮水。

5.认识误区

①降尿酸药物盲目吃：降尿酸的药物无抗炎、止痛的作用，在使用过程中会有尿酸进入血液循环，有导致急性关节炎发作的可能，所以急性发作期不宜使用。②不痛不吃药：与糖尿病等慢性疾病一样，同属于代谢性疾病，擅自停药很可能会导致尿酸水平上升及病情反复，需根据医嘱规律服药。民间或广告流传的根治痛风的偏方、秘方不可轻信，谨防上当。

■ 第四问　如何调整生活方式和饮食习惯？

大家都说痛风是吃出来的"富贵病"，要缓解病情，首先需要"管住嘴，迈开腿"。健康的生活方式和饮食有助于痛风的预防和治疗。尿酸是嘌呤的代谢产物，人体内 20% 的嘌呤来自食物，因此饮食干预、控制嘌呤的摄入对延缓痛风的发展、减少并发症非常重要。那么，在生活方式上需要注意些什么问题呢？到底什么食物能吃，什么食物不能吃呢？

1. 调整生活方式

①禁烟、限酒（尤其是啤酒、白酒）；②防止剧烈运动或突然受凉；③大量饮水（2000 mL/d 以上）；④控制体重；⑤规律运动、饮食和作息。

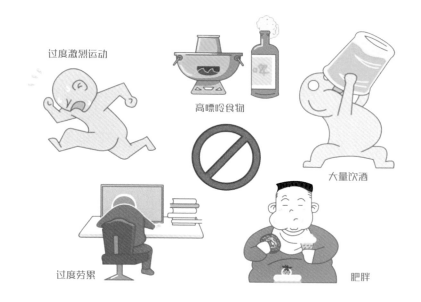

过度激烈运动　　高嘌呤食物　　大量饮酒　　过度劳累　　肥胖

2. 调整饮食习惯

①减少高嘌呤食物的摄入：进食低嘌呤食物（＜ 500 mg/kg）；未发作期间可少量吃中嘌呤食物（500 ～ 1500 mg/kg），尽量不吃高嘌呤食物（＞ 1500 mg/kg）。具体分类见表 4、表 5。②减少果糖饮料的摄入：含

糖饮料中虽嘌呤含量极低，但富含果糖的饮料会增加血尿酸水平，诱发痛风。例如，含糖的苏打水，橙汁、苹果汁等果汁饮料，果味汽水，冰激凌，果酒，碳酸饮料等应避免饮用。新鲜水果不是果糖类饮料，新鲜水果含有丰富的微量元素及维生素，痛风患者可以适量食用含糖量较低的水果。

表 4　常见植物性食物嘌呤含量

食物名称	嘌呤含量（mg/kg）	食物名称	嘌呤含量（mg/kg）
紫菜（干）	4135.4	豆浆	631.7
黄豆	2181.9	南瓜子	607.6
绿豆	1957.8	糯米	503.8
榛蘑（干）	1859.7	山核桃	404.4
猴头菇（干）	1776.6	普通大米	346.7
豆粉	1674.9	香米	343.7
黑木耳（干）	1662.1	大葱	306.5
腐竹	1598.7	四季豆	232.5
豆皮	1572.8	小米	200.6
红小豆	1564.5	甘薯	186.2
红芸豆	1263.7	红萝卜	132.3
内酯豆腐	1001.1	菠萝	114.8
花生	854.8	白萝卜	109.8
腰果	713.4	木薯	104.5
豆腐块	686.3	柚子	83.7
水豆腐	675.7	橘子	41.3

表5 常见动物性食物嘌呤含量

食物名称	嘌呤含量（mg/kg）	食物名称	嘌呤含量（mg/kg）
鸭肝	3979	河蟹	1470
鹅肝	3769	猪肉（后臀尖）	1378.4
鸡肝	3170	草鱼	1344.4
猪肝	2752.1	牛肉干	1274
牛肝	2506	黄花鱼	1242.6
羊肝	2278	驴肉加工制品	1174
鸡胸肉	2079.7	羊肉	1090.9
扇贝	1934.4	肥瘦牛肉	1047
基围虾	1874	猪肉松	762.5

（肖笛、张佳妮、唐翎）

泌尿生殖系统常见疾病用药

良性前列腺增生症

62 岁的邓爷爷最近比较苦恼，刚退休不久的他正是享受生活的时候，却因为小便的问题不愿出门。说起来邓爷爷身体向来比较健康，可近些年逐渐出现尿意增多，需要频繁跑厕所的情况，到了厕所小便时又经常尿不出来、尿不干净，一不小心就搞得裤子湿漉漉的。而且到了晚上还要起来五六次，严重影响了睡眠和休息。不得已才到医院去检查，这一检查发现患了"良性前列腺增生症"，医生告知可以先吃药治疗。

良性前列腺增生症是一种中老年男性特有的疾病，60 岁时发病率可达 60%，80 岁高达 80%。其发病原因与人体内雄激素与雌激素的平衡失调有关，前列腺腺体增生压迫尿道是引起中老年男性排尿困难最常见的原因。这种每个中老年男性都可能面临的疾病，到底有哪些症状表现和治疗手段呢？

▌ 第一问　良性前列腺增生症是小便尿不出的病吗？

良性前列腺增生症，俗称"前列腺肥大"，多发生于 50 岁以上的中老年男性。起病缓慢，难以察觉，大多数患者无法回忆起确切的起病时间。良性前列腺增生症有很多表现形式，不仅是小便困难。按照病情的严重程度可分为轻度、中度和重度。缓慢增生变大的前列腺会逐渐压迫和刺激尿道，患者可表现为膀胱刺激症状，如尿频、尿急、尿失禁、夜尿增多；尿路梗阻症状，如排尿踌躇、尿流变细、尿柱断续、排尿不尽，甚至急性尿潴留等；梗阻并发症，如血尿、肾积水、肾功能损伤等症状。

■ 第二问　是不是得了良性前列腺增生症就要吃药或者手术？

有轻度下尿路症状及中度以上症状，但生活质量尚未受到明显影响的患者可以暂时观察等待，可适当限制饮水以缓解尿频的症状；减少酒精和含有咖啡因类的饮料摄入，减轻它们的利尿和刺激作用；增加个体的膀胱训练等。但是良性前列腺增生症是进展性疾病，多数症状会越来越严重。

■ 第三问　良性前列腺增生症是吃药好还是手术好？吃药能控制病
　　　　　情吗？

症状较轻的良性前列腺增生症患者可以服药治疗，但是对于中－重度良性前列腺增生症，存在服药后不良反应严重或效果不佳、反复尿潴留、合并有膀胱结石、合并反复的泌尿道感染或血尿，以及出现肾积水损伤肾功能的患者，可以考虑手术治疗。目前，良性前列腺增生症的治疗药物主要有4类，包括5α-还原酶抑制剂、α-肾上腺素受体拮抗剂、M受体拮抗剂，以及植物药制剂和中药等治疗。

5α-还原酶抑制剂：包括非那雄胺等，通过抑制体内雄激素睾酮向双氢睾酮转变，降低前列腺内双氢睾酮的含量，从而抑制前列腺腺体增生，改善和减轻尿路梗阻症状。前列腺体积较大和（或）血清前列腺特异性抗原（prostate specific antigen，PSA）水平较高的患者治疗效果好，但缺点是起效时间相对较慢，需要 6 ～ 12 个月才能获得最大疗效。其主要的不良反应包括性功能受影响（阳痿、性欲减退、射精障碍）、男性乳房女性化（乳房增大、乳腺疼痛）和皮疹等。由于该类药可以明显降低 PSA 值，而 PSA 又是前列腺癌的早期筛查指标，所以建议在使用该药前先到医院检测 PSA，避免因为服用该药物而掩盖前列腺癌的病情。

α- 肾上腺素受体拮抗剂：包括坦索罗辛、特拉唑嗪、多沙唑嗪等。通过阻断膀胱和前列腺中的 α- 肾上腺素受体，松弛膀胱和前列腺平滑肌，从而改善排尿困难等症状，适用于有下尿路症状的良性前列腺增生症患者。其主要的不良反应包括头痛、头晕、无力、心悸、恶心、直立性低血压、皮疹等。其中坦索罗辛是高选择的 α_1- 肾上腺素受体拮抗剂，对血压影响小，适用于血压正常的前列腺增生症患者；特拉唑嗪、多沙唑嗪等是 α_1- 肾上腺素受体拮抗剂，还有轻度的降压作用，适用于合并高血压的患者。

M 受体拮抗剂：包括托特罗定、索利那新、奥西布林等。其可阻断膀胱毒蕈碱受体，缓解逼尿肌过度收缩，降低膀胱敏感性。主要针对有尿频、尿急、夜尿等储尿期症状的患者。但残余尿过多、尿潴留、胃潴留及闭角型青光眼等患者严禁使用。其主要不良反应包括口干、头晕、便秘、排尿困难等。

植物药制剂和中药：一般为植物中成分的提取物，如锯叶棕果实提取物、普适泰片、非洲臀果木提取物胶囊及黄芪胶囊等。因提取成分各不相同，其作用机制也不尽相同。服药后的不良反应相对于其他三类药物轻微，主要为胃肠道反应，如腹胀、腹泻、恶心和皮疹等。

勃起功能障碍

曹伯伯今年 57 岁，有高血压、糖尿病，体重也有点超标，早些年就感觉自己"那方面"有点力不从心，近年来随着年龄的增长就越发觉得自己"不行了"，既不好意思问又不好意思去医院就诊。前阵子上街溜达时接到一张小传单，偷偷摸摸花了几百块钱买了几盒据说有奇效的"神药"。谁知才吃了一次就心慌气短，一下子晕了过去，送到医院，差点没把命给"折腾掉"，出院以后被爱人和子女好一顿埋怨。

勃起功能障碍，又称"阳痿"，可以发生于任何年龄的成年男性。进入老年后，男性性器官逐渐萎缩，功能会逐渐衰退，而勃起功能障碍发生率也会随着年龄增加而相应地增加，但是勃起功能障碍并非年龄增长的必然结果。

第一问 老年人勃起功能障碍的原因是什么？

随着机体功能的衰退，老年人常见的内分泌功能减退（如游离雄激素缺乏）、心脑血管疾病（如高血压、冠心病、动脉硬化、心肌梗死、脑卒中）、糖尿病、前列腺增生症等疾病，以及抽烟、酗酒、药物因素等都可能对勃起功能造成影响，而这部分因素对勃起功能的影响又可能加重老年人原有心理问题（如抑郁、焦虑），从而进一步影响勃起功能，造成这部分男性有性欲的需求，但阴茎不能勃起或勃起后硬度不够，或不能持续勃起而不能进行正常的性生活。

■ 第二问　老年人出现"那方面不行"就是勃起功能障碍吗？

随着年龄的增长，老年人因为生理或心理的波动是很可能偶尔出现"不行"的时候，此时并不意味着就患上了勃起功能障碍，或者只能说是心理性或境遇性勃起功能障碍。这类勃起功能障碍患者调整原有不健康的生活方式、合理营养、适当运动控制体重，以及放松心情保持较好的心态，有助于改善勃起功能。

■ 第三问　治疗勃起功能障碍有哪些药物可以选择？

目前，勃起功能障碍的口服药物主要为磷酸二酯酶-5抑制剂、雄激素和其他药物，最常用的磷酸二酯酶-5抑制剂（以西地那非为代表），其通过抑制磷酸二酯酶-5的活性提高cGMP的浓度、增加一氧化氮的释放等使得阴茎海绵体平滑肌松弛，使勃起功能障碍患者对性刺激产生自然的勃起反应。勃起反应一般随服药剂量和血药浓度的增加而增强。其不良反应包括头痛、面部潮红、消化不良、鼻塞、头晕、视觉异常、背痛、肌痛等。服药时不可为了单纯增强疗效而自行加大服药剂量，并且该类药存在很多药物间配伍禁忌，如与硝酸甘油、硝酸异山梨酯等抗心绞痛药物合用时可引起致命的低血压。因此，一定要听从专业意见的指导。服用该类药后不会自然勃起，仍需要足够的性刺激唤醒和增强勃起功能。雄激素治疗和阿扑吗啡等其他药物具有一定的人群针对性，需要在专业医生和药师的指导下使用。

此外，口服药物效果不佳，或不良反应严重而不能服用药物的患者，还可以通过阴茎注射前列地尔E_1、尿道放置前列地尔栓剂、真空负压吸引、手术等方法治疗。

泌尿系统结石病

64 岁的李大爷是个远近闻名的牌迷，最大的兴趣爱好就是打牌，经常一上牌桌就乐不思蜀，水也不喝一口，不到散场不起身。近段时间他常感到右腰处酸胀、隐痛，有时候小便略红。自己嫌麻烦一直没到医院检查，忍一忍好像也就过去了。昨天李大爷打牌后，刚站起身就突然感到右腰部疼痛难忍，就像有把刀子在腰上搅动一样，痛得完全直不起身来。牌友们快速把他送到医院里，一查发现是右肾结石和输尿管结石，牌友们都笑称他"坐出了结石"。

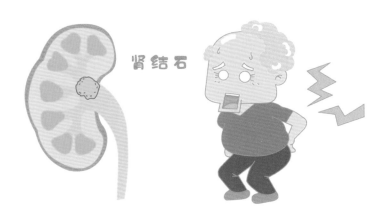

肾结石

■ 第一问　老年人为什么容易患上泌尿系统结石？

不论年轻人还是老年人都有可能出现泌尿系统结石。老年人相对于年轻人运动量不足、饮水过少、尿液浓缩、骨质破坏游离增加后血钙及尿钙增多、抵抗力降低后尿路感染增多等，都是泌尿系统容易形成结石的原因。结石因存在于不同部位，可表现出腰痛、腹痛、恶心、呕吐、尿痛、血尿、脓尿、突发排尿中断、尿流变细等症状。老年人以下尿路结石为主，男性较女性居多。

■ 第二问　老年人患有泌尿系统结石，日常需要注意什么吗？

患有泌尿系统结石的老年人应该多饮水，稀释尿液、减少晶体沉淀，同时依据自身条件适当运动，切忌因体力和精力不足而久坐不动。在运动的同时可以轻轻捶打尿路，有利于结石的排出。绝大部分国内患者泌尿系统结石的主要成分是草酸钙，因此患者要尽量避免食用草酸盐含量高的食物。许多老年人都爱吃蔬菜，到了秋冬季更喜食菠菜，而菠菜是草酸盐含量最高的蔬菜，草酸盐和钙在一起就会成为草酸钙，形成结石。因此，有泌尿系统结石的老年人应该避免进食大量菠菜、萝卜、花生、甜菜、芹菜、芒果等。此外，限制钠盐摄入、限制高嘌呤和高蛋白摄入、增加粗纤维和纤维素饮食、增加水果蔬菜摄入也有预防作用。

■ 第三问　药物治疗泌尿系统结石管用吗？有哪些药物可以选择？

泌尿系统结石是由结石导致的一系列泌尿系统症状，要依据结石的性质、存在的部位、大小及临床症状制订不同的治疗方案，如药物排石、体外震波碎石、手术等，8 mm 以内的泌尿系统结石有可能在药物的辅助下自行排出。依据结石的成因不同，治疗泌尿系统结石的药物也各不相同。噻嗪类利尿剂作为一种利尿降压药，可增加尿量、稀释尿液、冲洗尿路和促进排出小结石，但长期使用会引起电解质紊乱；枸橼酸氢钾钠可以碱化尿液，降低尿中钙离子浓度，提高尿液中结晶抑制因子浓度的同时又不会引起电解质紊乱，可溶解尿酸结石和防止新结石形成；α-肾上腺素受体拮抗剂（包括坦索罗辛等）不仅有助于改善前列腺增生症状，而且可以选择性地作用于输尿管下段 α_1 肾上腺素受体，松弛输尿管平滑肌，进而达到排石的目的，该类药对输尿管下段结石尤为有效。硝苯地平等钙通道阻滞剂也有类似的效果。此外，别嘌醇和碳酸氢钠等可以促进尿酸结石的排出。

中医中药方面，除了传统的八正散、石韦散等汤剂外，肾石通或尿石通丸等中有金钱草、王不留行、车前草等中药，可增加尿量、松弛输尿管平滑肌、加快输尿管蠕动频率，对多数结石患者同样有很好的作用。

（李东杰、陈锋）

骨关节科常见疾病用药

📖 骨质疏松症

70 岁的张奶奶端起一盆水后，感觉后背疼痛难忍，到医院就诊发现腰椎发生了压缩性骨折。端起一盆水就会骨折吗？听起来难以置信。还有老年人打个喷嚏或坐车颠簸就骨折了，为什么这么容易骨折？这是因为患上了比较严重的骨质疏松症。

2016 年，中国 60 岁以上老年人骨质疏松症患病率为 36%，其中男性为 23%，女性为 49%，说明骨质疏松症已成为我国重要的公共卫生问题。老年人患了骨质疏松症，骨骼变得脆弱，如同海绵一样疏松多孔，容易发生骨折。虽然骨质疏松症是一种比较常见的老年疾病，但因为早期症状不明显，往往被忽视，等到骨折了才发现，所以被称为"沉默的杀手"。老年人得了骨质疏松症后最常见的临床表现为腰背部疼痛，特别是在提重物、弯腰，以及咳嗽的情况下疼痛症状会加重，其次是弯腰驼背、身高下降、骨质疏松性骨折和呼吸功能下降。

第一问　骨质疏松症可以用药物预防吗？

在儿童青少年时期通过合理膳食营养和适当的体育锻炼将自身的骨量达到最大峰值，是预防老年时期骨质疏松症的最佳措施。摄入充足的钙对获得理想骨峰值，减缓骨丢失，改善骨矿化和维护骨骼健康有益。补充钙剂和维生素 D 可作为老年骨质疏松患者或老年低骨量、高骨折风险人群的基础治疗措施。

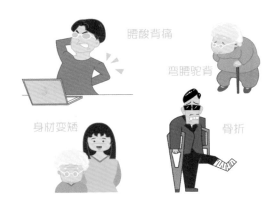

　　首选饮食补充，平时应多摄入含钙高的食品，如鱼、虾、虾皮、牛奶、鸡蛋、豆类、芝麻、绿叶蔬菜等，饮食摄入不足时，可服用钙剂补充。维生素 D 对钙的吸收有非常关键的作用，适当接受阳光照射能促进维生素 D 的合成，户外光照不足、经常使用防晒霜或遮阳伞会影响维生素 D 的合成。老年人群建议的钙摄入量为 1000 ～ 1200 mg/d，维生素 D_3 摄入量为 800 ～ 1200 U/d，考虑 60 岁及以上老年人因摄入不足和吸收障碍，常导致维生素 D 缺乏，可服用碳酸钙维生素 D_3 片，但高钙血症、高尿酸血症者禁用。因肝肾疾病导致维生素 D 羟化受阻的老年人，建议首选活性维生素 D 治疗，如骨化三醇和阿法骨化醇，用药期间应定期监测血清 25（OH）D 水平、血钙、尿钙。

　　此外，老年人预防骨质疏松症的方法包括以下几种。

1. 加强营养，均衡膳食

老年人应增加饮食中钙和蛋白质的摄入，低盐饮食，同时应避免吸烟，过量饮酒，过量饮用咖啡、浓茶及碳酸饮料。

2. 适当运动

运动有助于骨骼强壮，增强机体反应性，改善平衡功能，减少跌倒风险，对预防骨质疏松症有积极作用。如果不参加运动，不仅会加快骨质疏松的发展，还会影响关节的灵活性，容易跌倒，造成骨折。运动以散步、慢跑、太极拳、广场舞等相对缓和的形式为宜，每周可开展 3 ～ 5 次运动，每次不超过 2 小时，切忌剧烈和过量运动。

3. 预防跌倒

除药物治疗外，还应加强防摔倒、防碰撞、防绊倒、防颠簸等措施，如增加家中照明亮度，为老年人的床增加护栏，浴室放置防滑垫、增加扶手等辅助装置。

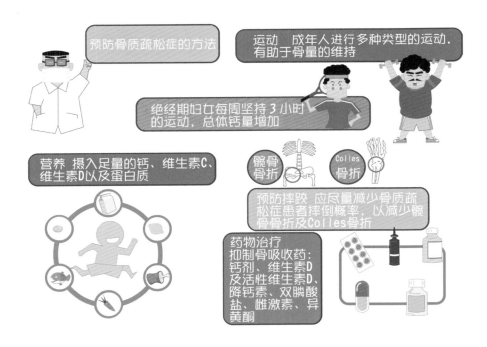

■ 第二问　为什么口服双膦酸盐类药物需要站着服用？

　　双膦酸盐类药物是目前临床上应用最为广泛和疗效确切的抗骨质疏松药物，可有效降低骨质疏松性骨折的风险，提高骨密度，有口服制剂阿仑膦酸钠片、利塞膦酸钠片等，注射制剂唑来膦酸、伊班膦酸钠等。患者拿到口服双膦酸盐类药物（如阿仑膦酸钠片、利塞膦酸钠片）后，药师都会特别交代这类药物服药时一定要采用直立位整片吞服，并饮用大量的水（200 mL 左右）送服，服药后至少 30 分钟内不得躺卧。这是因为双膦酸盐类药物有食管不良反应（如食管炎、食管溃疡、食管糜烂）的报道，如果服药后没有保持直立 30 分钟或未按推荐的水量 200 mL 服用，或出现疑似食管刺激症状（如吞咽困难、吞咽痛、胸骨后疼痛、新发胃灼热）后仍继续服用，发生食管严重不良反应的风险可能更大。

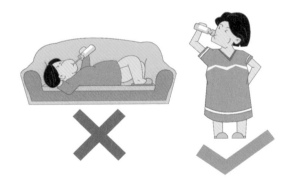

　　还有哪些需要注意的呢？双膦酸盐类药物除了站着服用外，还需要注意应在早上第一口食物、饮品（白开水除外）、其他口服药物前至少 30 分钟服用，也就是说服药后 30 分钟应避免进食任何食品、饮品和药品，以促进药物吸收。服用时应整片吞服，不得含服或咀嚼药片，避免造成口咽部溃疡。如果不小心漏服，应在记起后的早晨补服1片，之后仍按照计划服药，但应注意不能在同一天服用2片。因为拔牙患者服用双膦酸盐类药物有发生下颌骨坏死的风险，使用期间应注意口腔卫生，尽量避免拔牙等口腔手术。此外，用药前应检测肾功能，肌酐清除率＜35 mL/min的患者禁用。长时间使用双膦酸盐类药物会增加非典型性股骨骨折风险，所以口服双膦酸盐类药物3～5年后，需要对病情进行评估，也不建议长期使用。

■ 第三问　骨质疏松症治疗的"药物假期"是什么？

"药物假期"通俗的说是在使用药物一段时间后，给药物"放个假"，停药一段时间，特指双膦酸盐类。双膦酸盐类药物具有亲和力高和半衰期长的特点，这意味着在停药后一段时间内，残余剂量能持续发挥作用。而且，虽然双膦酸盐类的用药安全性已被广泛证实，但长期用药可能产生一些潜在不良反应，除常见的食管、胃刺激症状和肾毒性外，还可能引发严重不良反应，如非典型股骨骨折和下颌骨坏死等，故不能长期应用。非双膦酸盐类药物的药效会在治疗中断后快速消失，因此，"药物假期"不适用于非双膦酸盐类药物。

"药物假期"什么时候开始、假期有多长呢？目前的研究没有明确时间。双膦酸盐类药物初始治疗3～5年后应进行1次全面的骨折风险评估，根据不同患者的病史和骨折再发风险制订个体化的用药指导。中低骨折风险的患者，如接受阿仑膦酸钠或利塞膦酸钠治疗，5年后可进入为期1～2年的"药物假期"；如接受唑来膦酸注射治疗，3年后可进入3年左右的"药物假期"。高骨折风险患者可在规范治疗6～10年后进入为期1～2年的"药物假期"。使用阿仑膦酸钠、利塞膦酸钠和唑来膦酸的患者，应分别在进入"药物假期"1年、1～2年、2～3年之后重新评估骨折风险、骨密度，以及骨转换标志物等指标，以便制订下一步的治疗方案。

"药物假期"时需要服用其他抗骨质疏松的药物吗？高骨折风险的患者需要。有多项研究证实在双膦酸盐类"药物假期"时换用其他抗骨质疏松药物（如雷洛昔芬、特立帕肽）能明显控制腰椎骨密度降低，甚至提高腰椎骨密度，降低骨折风险。

骨关节炎

一到阴雨天气，张奶奶的膝关节就开始痛了，上下楼梯也痛得厉害，日常生活受到严重影响，去医院拍了 X 线片，发现是得了骨关节炎，这是一种在老年人中很常见的疾病，65 岁以上的老年人 50% 以上都有骨关节炎。骨关节炎由于早期症状不明显，往往被老年人忽视，同时有很多老年人认为自己关节痛很常见，不是什么大问题，不想去医院也不想给儿女增加负担，去药店随便买个膏药就对付了。这种观点显然是错误的，和其他疾病一样，骨关节炎也是越早诊治越好。

骨关节炎是关节的退行性病变，除了膝关节，髋、踝、手和脊柱（颈椎、腰椎）等关节也可以发生关节炎。得了骨关节炎，最容易出现的就是关节疼痛，而且疼痛常与天气变化有关，寒冷、潮湿的环境都会加重疼痛；其次是关节活动受限，早上起床时有关节僵硬和发紧的感觉，活动后可以缓解；还有关节畸形、骨摩擦感、肌肉萎缩等，可以通过 X 线片、MRI、CT 检查确诊。

■ 第一问　骨关节炎需要"抗炎"吗？

　　骨关节炎里的"炎"，并不是通常认为的细菌或病毒等微生物感染后引起的炎症，所以不需要用抗菌、抗病毒的药物治疗，青霉素、头孢类抗生素对骨关节炎是无效的，当然在骨关节炎合并感染时需要用到。骨关节炎里的"炎"是一种炎症反应，常用的治疗药物是解热镇痛抗炎药，又称为非甾体抗炎药（non-steroidal anti-inflammatory drugs，NSAIDs），代表药物有布洛芬、阿司匹林、美洛昔康、吲哚美辛、塞来昔布、艾瑞昔布等。非甾体抗炎药通过与环氧合酶结合，减少前列腺素的生成，从而减少炎症因子的生成，可以减轻骨关节炎患者的炎症反应，缓解关节肌肉的轻中度疼痛。

■ 第二问　骨关节痛可以吃止痛药吗？

　　可以选择止痛药，但是要根据每个人的情况决定止痛药的类型和使用疗程。在口服止痛药前，建议老年人先选择局部外用药，可使用各种NSAIDs 的凝胶贴膏、乳膏剂，如氟比洛芬巴布膏、双氯芬酸钠乳膏。局部外用药可迅速有效缓解关节的轻中度疼痛，胃肠道反应轻微，但需要注意外用药可能引起局部皮肤不良反应。药店的膏药种类很多，建议选择正规厂家有国药准字号的膏药，而不是健字号或械字号，没有正规来源的膏药镇痛效果差，发生皮肤不良反应的可能性更大。

　　中重度疼痛可联合使用局部外用药和口服止痛药。骨关节炎缓解疼痛、改善关节功能最常用的口服药物是 NSAIDs，如对乙酰氨基酚、布洛芬、双氯芬酸钠、美洛昔康、塞来昔布等，但药物长期使用有不良反应。在开始 NSAIDs 治疗前，医生会先评估心血管、胃肠道和肾脏并发症的发生风险。布洛芬、美洛昔康对胃有一定的刺激性，不良反应主要有消化不良、腹痛、腹泻等，患有胃炎或胃十二指肠溃疡的老年人应慎重使用，对乙酰氨基酚的胃肠道反应较布洛芬小，故镇痛时可以选择不良反应较少的对乙酰氨基酚。为避免药物对胃肠道的刺激，建议不要空腹服药，应在饭后服用。塞来昔布可能增加心血管疾病的发生风险，患有心血管疾病（如高血压、冠心病）的老年人应慎重使用。

■ 第三问　吃了药仍然不能止痛，可以一次多吃几片吗？

不建议随意增加剂量，每种药都有最大使用剂量，随意增加剂量可能增加药物不良反应，甚至发生药物中毒，后果很严重。应及时就医，在医生和药师的指导下调整药物剂量。

■ 第四问　骨关节痛时能同时吃两种止痛药吗？

不推荐同时口服两种 NSAIDs，如同时吃布洛芬和美洛昔康或塞来昔布等。同时吃两种同一类药物不但不会增加疗效，反而会增加不良反应的发生率。

■ 第五问　NSAIDs 治疗无效，如何选择其他的镇痛药物？

可以选择曲马朵、对乙酰氨基酚与阿片类药物的复方制剂氨酚羟考酮、阿片类镇痛剂。曲马朵是中重度骨关节炎疼痛的良好选择，但不良反应有眩晕、恶心、疲倦、排尿困难等，长期应用可能发生一定耐受性。曲马朵、氨酚羟考酮、阿片类药物等都属于特殊管理的精神麻醉药品，普通药店不能购买，只有具有资质的医生经过详细评估后才能开具，当然患者也不能随意服用。

如果服用上述药物后疼痛仍得不到缓解，应及时就医，尽量避免大剂量长期使用止痛药。

■ 第六问　关节腔内注射药物，能不能接受？

当骨关节炎发展到中重度阶段时，医生会建议向关节腔内注射药物，常用的是糖皮质激素和玻璃酸钠。①糖皮质激素可以抑制关节内炎症的发展，注射后起效迅速，短期内疼痛缓解效果显著，症状改善明显，作为一种治疗手段是可以接受的。但注射后也有不良反应，如关节软骨萎缩或失营养、关节周围腱性组织断裂，建议每年注射不超过 2 ～ 3 次，间隔时间不应短于 3 ～ 6 个月。②玻璃酸钠可改善关节功能、缓解关节疼痛，安全性较高，可减少镇痛药物用量，部分早中期骨关节炎患者效果明显。但目前玻璃酸钠保护软骨和延缓骨关节炎进展的作用存在一定争议，医生会根据每例患者的情况选择是否使用。

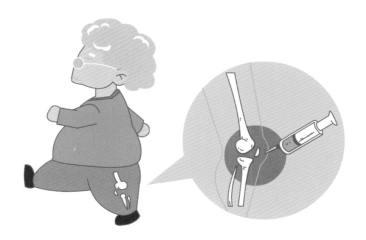

当然，关节腔内注射药物是一种侵入性治疗，可能会增加感染的风险，必须严格无菌操作及规范操作，建议在正规医疗机构进行。

　　除了药物治疗，减肥、正确适当的锻炼、均衡的饮食都很重要。患有骨关节炎的老年人适合选择的运动有散步、游泳、打太极拳等，尽量少爬楼梯、爬山、刻意练习下蹲，因为会加重关节的损伤。必要的时候可以在医生的指导下选择合适的行动辅助器械减少关节负重，如助行器或拐杖等，或者穿能吸收冲击力的鞋子辅助行走。非手术治疗无效且严重影响到生活时，可考虑关节软骨修复术、关节镜下清理手术、关节融合术及人工关节置换术等治疗。

（罗平、高曙光）

五官科常见疾病用药

白内障

　　70 岁的廖奶奶是一位技术员，退休后喜欢看电视、打麻将、看微信。最近朋友们经常说她在路上遇到熟悉的人不打招呼，她自己也发现看微信上的视频有些费力了，儿子带她去医院就诊，原来廖奶奶得了白内障。医生提醒她注意视力会下降并对生活造成影响，如果觉得视物模糊导致生活不便，就可以选择做白内障手术。

　　一听说做手术，廖奶奶立刻把头摇得像拨浪鼓，就跟医生"申请"先回去"养养生，保健一下"。泡了 1 年菊花茶，又做眼球运动操，还自行到药店里买了自认为可以"治疗白内障"的眼药水。廖奶奶为了眼睛真是花了不少心思！1 年后廖奶奶连电视都看不清了，再去医院复诊，医生还是建议手术。

　　近些年，随着生活水平的提高和生活方式的改变，老年化社会特性日益明显，很多年龄相关性的慢性、退行性疾病越来越呈现广泛发病的趋势，使得很多老年人长期受到疾病的困扰，更多地受到铺天盖地保健广告和药品广告的影响。廖奶奶的邻居张大爷经常开玩笑说自己每天吃的药比饭都多。面对这些患上白内障的老年人，我们该如何帮助他们树立正确观念，改善他们的健康状况和生活质量呢？

■ 第一问　我用眼不多，为什么会得白内障？

"大娘，您这是得了白内障！""医生，我天天跳广场舞啊，每天运动，为什么会得白内障呢？"这是老年人和医生之间经常发生的对话，很多老年人因为自己患上白内障，不敢用眼，电视、电脑都不看了。其实，白内障是一种多因素疾病，但主要与中老年人代谢缓慢、晶状体发生退行性变化有关。白内障对于老年人来说，就像脸上的老年斑一样，是晶状体老化变性的一个过程，更是人衰老过程中常见的自然规律。因此，白内障与用眼习惯其实并没有什么必然联系。

白内障是全球排名前三的致盲性眼病，我国年龄相关性白内障（曾称作老年性白内障）发病率非常高，全国有数百万白内障患者，国家防盲工作的重点一直是在各级医疗机构进行扫盲手术。从 50 岁起，白内障发病率就开始上升，75 岁及以上的老年人中，白内障的患病率可以达到 70% 以上，且随着年龄增长而递增。年龄相关性白内障是指中老年开始发生的晶状体膨胀、硬化、混浊，随着年龄增长，晶状体透光率逐渐下降，直至影响视力和视觉质量。年龄相关性白内障的主要病因与晶状体老化、营养缺乏、日光长期照射、内分泌紊乱及其他代谢障碍等因素有关。

■ 第二问　白内障药物怎么选？

面对年龄相关性白内障的正确态度应该是定期体检，乐观面对。目前白内障手术技术非常成熟，人工晶状体材料也非常稳定，但是药物治疗并未取得突破性进展。对于已经发生的白内障，药物无法控制，更无法根治。若白内障的程度已加重，视力障碍明显影响日常生活，则建议尽快进行白内障手术治疗。

那为什么有些人觉得滴了眼药水有用呢？

因为，看东西模糊是一种很主观的感受，中老年人还常合并眼干燥症、睑缘炎等眼表问题，有眼干、灼热、异物感等症状。使用眼药水之后，泪液膜质量改善，产生良好的光学界面。一方面，会感觉眼睛舒服、滋润；另一方面，在一定限度上可以减轻不规则眼表散射造成的视物模糊的症状。但这绝不意味着白内障得到了治疗。

目前市面上所谓治疗白内障的眼药水大多含有防腐剂。经常使用眼药水会造成防腐剂长期作用于眼球表面，也会伤害眼睛，可能造成药物性角结膜炎，加重大多数老年人本身已经存在的眼干燥症。

由于眼药水不能逆转已经发生的白内障，而且眼药水延缓白内障发展的作用没有得到循证医学证实。因此，白内障一般不建议使用眼药水治疗。及时就医，平时注意饮食平衡、生活规律是关键。盲目使用眼药水，不但治不好病，还会延误病情。

对于眼部保健，建议老年人平时多进食富含维生素 C、维生素 E 和 B 族维生素的食物，适当补充微量元素和无机物，能有效改善眼部微环境。出门时戴防紫外线的太阳镜，遇到腹泻、呕吐或大量出汗等情况时应及时补水。日常关注自己的血压、血脂、血糖，控制饮食，选择适合自己的健康运动方式。

■ 第三问　怎样能尽早发现白内障？

白内障的进展是一个较漫长的过程，它有可能长期停止在某一发展阶段，不至于严重影响视力。在这样漫长的发展过程中，有哪些症状可以提示患上白内障了呢？

1. 老花眼的症状减轻

有些患者有老花眼，只可以看到远处的东西，近处的东西看不清，因此一些老年人通常需要戴老花镜阅读书籍和报纸。但有些老年人突然发现自己不戴老花镜也能看得很清楚，他们会很高兴，以为眼睛自动好了。事实上，这不是老花眼自动好转的表现，而是由于晶状体纤维体积增大、晶状体增厚，造成屈光指数增加、阅读近点改变，使老花眼症状得到改善，此时看远功能常常是不进反退的。

2. 色觉异常

色觉异常也是老年人患白内障之后的常见主诉之一，主要是由于晶状体吸收水分发生肿胀，当光线通过时会衍射增加，折射光线改变，所以会出现视物变色的情况，甚至部分人会看到一种彩色的光晕或出现眩光。

3. 明暗环境下的视力变化

如果患者视力一直良好，但渐渐觉得暗一点的光线下看东西舒服一些，这种情况常见于晶状体中心混浊且晶状体不透明先开始于中心部位，白天光照强，瞳孔收缩时，光线进入眼内被不透明部分阻隔，导致日间视力下降。暗光环境下瞳孔变大，进入周边视网膜的光线受阻，晶状体周围混浊的患者在暗室环境下视觉质量明显下降。这就是白内障患者日间视力下降或夜间视力下降的原因。

4. 眼前暗影

眼前暗影是早期白内障患者的常见主诉之一。部分晶状体混浊位于瞳孔区，眼睛前方会出现位置固定、形状不变的点状或片状阴影。不同于由玻璃体混浊引起的飞蚊症，飞蚊症的阴影是可移动的，尽管活动范围小，但有时隐蔽，形状多变。

以上就是白内障症状的相关知识，若老年人出现了以上症状，一定要及时就医治疗，即使被确诊为白内障，在不同阶段采取合适的处理方式，老年人也可以有高质量的生活。

牙周疾病

66岁的离休老干部雷爷爷是"老烟枪"，身体硬朗，吃嘛嘛香。可最近有点烦心事，感觉牙龈肿痛，每天清晨刷牙都出血。雷爷爷认为"上火"了，自行买来"消炎药"服用，刷牙也换成高价的药物牙膏，几天下来情况并未好转，牙龈肿痛还越来越厉害了，不得不到医院看口腔科，医生检查发现是雷爷爷牙周疾病犯了。

第一问　牙龈肿痛、出血是"上火"吗？

牙龈出血是牙周疾病最常见的症状，有研究报道老年人牙龈出血的发生率为66.6%。轻者表现为吮吸、刷牙和咀嚼较硬食物时唾液中带有血丝，重者遇到轻微刺激时即出血，甚至说话、晚上睡觉时因舌头蠕动而出血。牙龈反复出血、红肿的主要原因是口腔卫生不良，大量菌斑、牙石聚集在牙床周围，导致牙床发炎，当正常的牙龈受到炎症的刺激，牙龈的毛细血管会充血增生，牙龈颜色变暗，一旦受到刺激（如刷牙），牙龈就容易出血。所以牙菌斑和牙结石导致的牙周病是牙龈出血的关键。

此外其他口腔疾病也可致牙龈出血，如假牙不合适、食物嵌塞等原因造成牙龈损伤时都可出现牙龈出血。

有一些牙龈出血是由全身疾病引起的，危害程度更高，要高度重视，应及时就医查找病因。如血友病、血小板减少性紫癜、白血病、艾滋病、维生素 C 缺乏导致的坏血病、肝硬化、脾功能亢进、肾炎后期等。

如果患牙龈炎、牙周炎的同时又服用了某些药物可能会加重牙龈出血，如老年人常用的阿司匹林、氯吡格雷、华法林等抗凝药；有骨髓抑制不良反应的铂类、蒽环类、吉西他滨等抗肿瘤的化疗药物；可致血小板减少的抗菌药物利奈唑胺。使用这些药物的过程中出现牙龈出血，应及时找医生治疗牙龈炎和牙周炎，或同时调整用药方案。

第二问　牙周炎怎么治，可以吃抗生素吗？

牙周炎严重危害老年人口腔健康，是老年人牙齿丧失的主要原因，因此及时治疗非常重要。牙周炎以局部治疗为主，采用洁治术（俗称洁牙）、龈下刮治术、根面平整术等清除菌斑和牙石，辅以漱口水冲洗，严重者局部涂 2% 碘甘油杀菌。

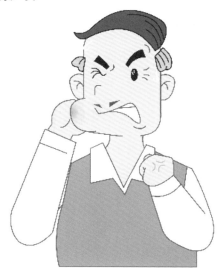

轻中度牙周炎去除附着于牙面的菌斑、牙石后效果良好，一般不需要用抗生素。当炎症较重时，除了清除菌斑、牙石外，可用药物辅助治疗，如局部使用抗菌性漱口水、牙周袋内置杀菌药，如有全身症状则在医生指导下有针对性选用甲硝唑、阿莫西林或阿莫西林克拉维酸钾等抗生素进行全身治疗。

另外，某些有系统性疾病的患者在行牙周治疗前可在医生指导下预防性服用抗生素，牙周手术后也可口服抗生素。

因此，牙周炎一般不需服用抗生素，及时就医，抑制牙菌斑和定期清除牙结石是关键。盲目服用抗生素不但治不好病，还会破坏口腔正常菌群，导致耐药菌产生，有发生药物不良反应的风险，得不偿失。

第三问　如何防治牙周病，留一口好牙

生活中很多牙周病患者，都是等到牙齿松动和牙周溢脓时才去就诊，其实这时牙周病的侵害已经非常严重，错过了最佳治疗时期。因此日常生活中如何保持良好习惯，防治牙周病尤为重要。

预防牙周病从有效清除牙菌斑开始，牙周病的最主要病因就是口腔卫生不良，牙菌斑和牙石是导致牙周组织感染、出血的罪魁祸首。有效清除牙菌斑是预防牙周病的关键，做到以下几点，远离牙周病，留一口好牙。

1. 选对牙刷，常换牙膏

选用正规厂家生产的软毛、小头牙刷，牙膏最好不要长期使用一种品牌，尤其是含有抗菌、抗过敏等药物成分的牙膏，尽量不要长期使用，或在牙龈肿痛、出血，牙齿敏感期间短期使用。

2. 学会正确地刷牙，有效控制牙菌斑

养成早起和睡前各刷牙 1 次，每次 3 分钟，饭后漱口的好习惯。掌握正确刷牙方法，牙刷与牙齿呈 45°，顺牙体长轴上下刷，避免用力。提倡使用牙线清除缝隙中的菌斑和残留物，用含氟牙膏刷牙去除牙菌斑，防止牙石、牙垢生成。

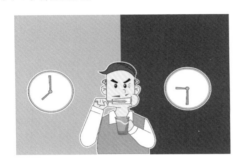
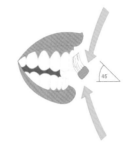

3. 定期做口腔保健检查

每半年到医院做一次洁牙，去除牙菌斑和牙石，有效预防牙周炎，保持牙龈和牙齿的健康；如果牙周状况欠佳，应听从专科医生医嘱，需要更多次去医院洁牙，以维护口腔健康。

4. 养成良好的生活习惯

不抽烟，不吃槟榔，加强体育锻炼，提高机体免疫力，多吃蔬菜、水果，注意饮食结构，营养均衡。

（方厂云、闵晓珊、雷鹏、戴智勇）

肿瘤用药

认识肿瘤

71 岁的王大爷性格特别开朗，退休以后和老伴及十几个老朋友一起组织了一个老年合唱队，一大群人每天唱唱歌、聊聊天，王大爷每天乐呵呵的。但是最近，王大爷却很不开心，因为王大爷的老伴刚查出来得了甲状腺瘤，合唱队也接连有人查出患有肿瘤，有恶性的也有良性的，让王大爷心神不宁，他就搞不懂了，什么是肿瘤，如何才能预防肿瘤，得了肿瘤又该怎么办呢？

第一问　什么是肿瘤？

肿瘤在老百姓的眼中是一个可怕的字眼，很多人将其直接等同于"不治之症"，一旦被医生告知得了肿瘤，就惶惶不可终日。其实，肿瘤并没有想象中的那么恐怖，我们一起来了解一下吧！

简单来说，肿瘤分成两类，一类是良性肿瘤，这一类肿瘤生长速度缓慢，还算"安分守己"；另一类是恶性肿瘤，也称为癌症，这种肿瘤细胞由人体内正常细胞演变而来，变为癌细胞后，就像"黑恶势力"一样，根本不遵纪守法，无止境地发展势力范围，到处"抢夺"（消耗大量营养物质）、"虐杀"（破坏正常组织器官），不及时有效治疗会危及生命。

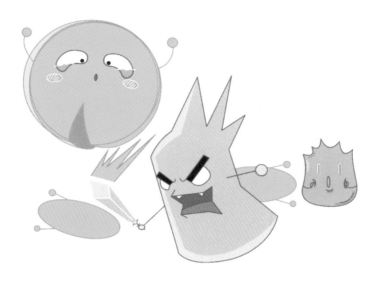

　　肿瘤还有一种分类方法，分为实体瘤和非实体瘤。实体瘤指的是通过医学检查（X 线片检查、CT 检查或触诊等）能"看得见、摸得着"的肿瘤，如胃癌、肝癌等。而非实体瘤肉眼看不到实实在在的肿块，如血液系统肿瘤（白血病等）。

　　尽管医学不断发展，肿瘤的确切病因仍然无法明确，一般认为肿瘤的发生是多阶段、多因素及多基因综合作用的结果，与环境、营养、饮食、遗传、情绪、压力、病毒感染和生活方式等都有关。

▍第二问　如何才能预防肿瘤呢？

　　古人云："上医治未病"。可见疾病的预防是极其重要的，恶性肿瘤因为破坏性大且治疗难度大，预防的重要性就更加突显了。可喜的是科学研究发现，1/3 的癌症是可以预防的，那么如何才能达到有效预防呢？以下 7 点是经过科学验证的预防措施，大家可以学习借鉴。

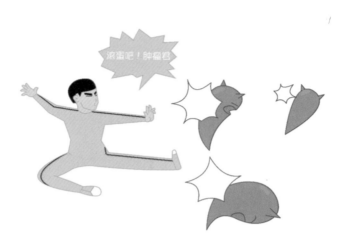

1. 避免有害环境的影响

研究发现 80% 以上的癌症与环境因素有关，创造良好的生活与工作环境对于癌症的预防至关重要。建议适度装修居住环境以减少有害物质的产生，同时室内经常保持通风以降低空气中有害物质的浓度。如果在粉尘污染的环境下工作，应该戴上防护面具或口罩，减少有害物质的吸入。如果在有辐射的环境工作，需要做好防辐射措施。

2. 安排营养合理的膳食

约 30% 的癌症被证实与饮食有关，为了预防恶性肿瘤的发生需要合理安排膳食，保证营养均衡，保持合适体重。世界癌症研究基金会（World Cancer Research Fund ，WCRF）和美国癌症研究所（American Institute of Cancer Research，AICR）对数十年来的癌症研究证据进行了总结，在预防癌症的饮食和营养方面提出了一些建议，推荐以全谷类、蔬菜、水果和豆类（如黄豆、扁豆）为主的饮食结构，限制"快餐"和其他高脂或高糖的加工食品，少吃红肉和加工肉类（包括腌制、烟熏食品），限制含糖饮料摄入，限制饮酒，不需要使用补充剂来预防癌症。此外，某些癌症的发生与长期食用一些特定的不健康食品有关，如经常食用剩菜、剩饭可能会增加食管癌和胃癌的发生风险；经常食用霉变的花生、玉米等食物，会增加肝癌的发生风险；长期咀嚼槟榔会增加口腔癌的发生风险。因此，这些食物应当尽量避免。

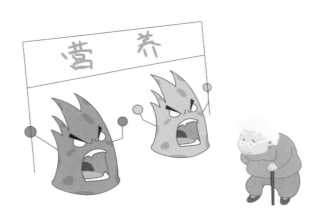

3. 进行适当规律的锻炼

免疫力与恶性肿瘤在体内相互制衡。有研究证明，适度的体育锻炼可以增强免疫力，从而降低多种恶性肿瘤的发病风险，推荐成年人根据自身情况每周进行 150 分钟以上中等强度的有氧运动或至少 75 分钟较大强度的有氧运动。

4. 保持积极乐观的心态

有研究发现，工作压力大、经常压抑不满情绪及心态悲观的人患恶性肿瘤的可能性大。因此，为了预防肿瘤的发生，工作需有张有弛，不过度紧张和长期劳累；心态需积极乐观，同时学会倾诉，以减轻压力，保持心理健康和身体健康。

5. 养成良好的生活习惯

癌症的发生与不良生活方式密切相关，不良的生活方式主要包括吸烟、过量饮酒和作息、饮食无规律等。其中，吸烟是导致癌症发生的主要危险因素，约 1/3 的癌症发病与吸烟有关，其次是过量饮酒与肥胖。因此，为了预防癌症，需要：①禁烟、限酒；②按时进餐，不暴饮暴食，充分咀嚼食物；③保持合适的体重；④规律作息，保证充足的睡眠。

6. 接种必要的疫苗

现代医学研究发现，有些恶性肿瘤与感染某些微生物有关，如肝癌与乙肝病毒感染、宫颈癌与 HPV 感染密切相关，而接种相应疫苗可以很好地预防这些微生物感染，从而预防相应恶性肿瘤的发生。

7. 培养定期体检的习惯

虽然恶性肿瘤早期多无特异性症状，出现特征性症状时病变多已经是晚期，但是有一些症状是早期恶性肿瘤的信号，主要包括以下症状。

（1）发现身体任何部位可以摸得到的且逐渐长大的肿块。

（2）发现身体任何部位不能愈合的伤口或溃疡。

（3）中年以上妇女出现阴道不规则出血或白带增多。

（4）进食时吞咽不适，胸骨后食管内感觉异常、灼痛或哽噎。

（5）久咳不愈或痰中带血。

（6）长期消化不良，食欲越来越差，找不到具体原因的消瘦。

（7）大便习惯改变或便血。

（8）频繁鼻塞、流鼻血。

（9）黑痣增大或破溃出血。

（10）持续性头痛、面部麻痹、复视、听力下降。

（11）持续无痛性的血尿。

如果发现有以上症状，一定要尽早到正规医院就诊。此外，还需要养成定期去医院体检的习惯，因为非医学专业人员由于医学知识欠缺很难发现一些异常情况，加上有些肿瘤在早期只有通过检查才能发现，体检的重要性就更加不言而喻了。通过自检和体检早期发现肿瘤，早诊断、早治疗可改善预后。预防并不难，主要从环境、饮食、运动等方面入手，切忌身体出现不适后拖延不治或滥用药物，或以保健食品代替药物进行防治。

▍第三问　老年人为什么肿瘤发病率高？

就如王大爷看到的一样，大多数恶性肿瘤的发病率确实随着年龄的增长而升高，有资料显示超过一半的恶性肿瘤患者是65岁以上的老年人。那么，老年人恶性肿瘤发病率高的原因是什么呢？

由人体正常细胞演变为癌细胞，这个过程非一朝一夕，是多因素长时间作用的结果。老年人长期暴露在各种致癌因素中，年龄越大，接触的机会越多，发生恶性肿瘤的可能性自然也就越大。加上随着年龄的增长，老年人器官功能开始衰退，很多人还患有乳腺增生、前列腺增生等基础疾病，如不及时有效治疗就有可能发展为恶性肿瘤。此外，老年人普遍免疫力较低，机体免疫系统不能及时有效地监测和清除突变的癌细胞，导致突变的癌细胞越来越多，量变导致质变，终有一日，癌细胞势力强大就"占地为王"了。

尽管老年人的肿瘤发病率确实相对较高，但是因为老年人特殊的生理特征，其肿瘤进展一般会比较缓慢。如果能坚持自检和体检，争取早发现、早治疗，通过选择合适的治疗方案，既能保持较好的生活质量，又能有效控制病程发展，而不是一味追求治愈肿瘤，也能收获一个"与肿瘤和平共处"的较高质量的晚年生活。

肿瘤的治疗

第一问　肿瘤治疗的方法包括哪些呢？

良性肿瘤以手术切除治疗为主，而恶性肿瘤的治疗有三大法宝：外科治疗、化学治疗（简称化疗）和放射治疗（简称放疗）。此外，近年来生物治疗在恶性肿瘤的治疗中也日益增多。具体患者的治疗方案需要结合肿瘤的性质、分期和患者的状态确定。一般认为，恶性肿瘤 I 期以手术治疗或放疗为主；II 期以局部治疗为主，包括切除原发肿瘤或放疗及针对可能存在的转移灶加用全身辅助化疗；III～IV a 期采用综合治疗，手术前后及术中放疗和化疗；IV b 期以全身治疗为主，另加局部对症治疗辅助。

外科治疗也就是大家常说的"动手术"，是大多数早期实体肿瘤优先选择的治疗方法，这种方法"简单粗暴"，对于良性实体瘤而言基本可达到治愈的目的。对于癌细胞还没扩散前的恶性实体瘤，手术治疗也有较大的治愈可能性。但是，外科手术对恶性肿瘤的微小转移有点无能为力，需要辅以化疗和放疗来彻底清除。

化疗是利用化学药物来杀灭癌细胞的方法。这是一种全身性的治疗手段，通过口服或注射药物来清除手术治疗无法处理的微小转移，预防肿瘤复发和转移。细胞分裂增生过程中，需要用蛋白质作为原料合成 DNA，然后以 DNA 为模板转录为 RNA，再翻译成蛋白质。化学药物能作用在肿瘤细胞生长增殖的各个环节，抑制或杀灭正在分裂增生的肿瘤细胞。虽然化疗药物具有一定的靶向性，其目标靶点是癌细胞，但是往往不能 100% 精准作用于癌细胞，在杀伤癌细胞的同时也会伤害到正常组织细胞，尤其是增生比较快的细胞，可谓是"杀敌一千，自损八百"，因此化疗往往会诱发一些不良反应，如胃肠道反应、骨髓抑制和肝肾功能损伤等。因此，一般在化疗开始前会进行有针对性的预处理以预防相关的不良反应，化疗过程中也会针对产生的不良反应进行对症处理。

放疗是用放射线对肿瘤进行局部治疗的方式。放疗的放射线分为两大类，包括电磁辐射和粒子辐射，这些射线都具有不同程度的组织穿透能力，当射线穿过人体的时候，使细胞内部发生电离，破坏细胞内部成分，直接或间接作用于 DNA 分子，从而抑制或杀灭肿瘤细胞。为了提高对肿瘤细胞的打击力度及降低对"友军"（正常组织）的误伤率，放射增敏剂和放射保护剂便开始"显神通"了。放射增敏剂可以明显提高肿瘤细胞对射线的敏感性，常用的有氟尿嘧啶、博来霉素和甘氨双唑钠。放射保护剂可以选择性保护正常组织，降低射线对正常组织的伤害程度而不减弱射线对肿瘤的作用，常用的有氨磷汀。

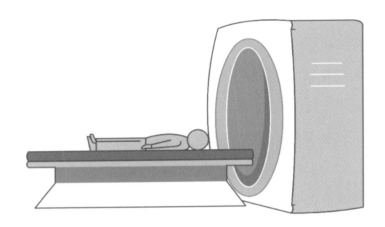

肿瘤治疗方案中药物的选择应科学、规范、个性化。患者一定要遵医嘱用药，切忌自作主张用药、擅自停药或盲从民间偏方，增加不必要的风险，影响正常治疗。

另外，针对老年人恶性肿瘤的治疗，不要太过追求将癌细胞"斩尽杀绝"，选择适当强度的治疗方案对肿瘤进行有效控制，降低肿瘤对机体正常功能和免疫力的杀伤力以减轻痛苦，这种适度治疗、减轻痛苦、延长寿命和保证较高生活质量的治疗策略比较适合老年人。

▌第二问　如何减少化疗导致的不适呢？

由于化疗药物对正常细胞会有影响，尤其是增生快的细胞，用药后可能出现各种不良反应，常见的有：①骨髓抑制，如白细胞、血小板减少；②消化道反应，如恶心、呕吐、腹泻、口腔溃疡等；③毛发脱落；④血尿；⑤免疫功能低下，容易并发细菌和真菌感染。

绝大部分抗肿瘤药物都会有骨髓抑制的不良反应，导致白细胞和血小板减少，因此化疗前、化疗中、化疗后医生都会定期检查患者的血常规，医生会根据血常规结果及相关药品使用原则判断是否需要应用药物来治疗或者暂停化疗。作为患者需要配合抽血检查，配合医生的治疗安排。

在治疗过程中针对消化道反应，医生会根据患者使用的化疗药物种类及既往消化道反应的强度规范使用镇吐药，作为患者需要放松身心，避免注意力过于集中于化疗，可以做些自己有兴趣的事情，或与他人聊聊天。饮食尽量清淡，少食多餐，选择容易消化的食物，以半流食为好，这些半流质食物在食道、胃表面可以形成一层保护膜，减少对上消化道的损害。

人体的毛囊细胞增生比较快，很容易被化疗药物误伤从而导致脱发。虽然脱发会影响个人形象，但其实对人体健康本身影响不大，并且一般化疗结束后一段时间，头发会重新长出来，因此需要调整心态，静待发来，短期内选择假发也是可以的，一般不需针对此现象用药。

有一部分患者可能会出现尿中带血的情况，这可能是化疗药物（如异环磷酰胺、喜树碱等）引起的膀胱炎，这时候应及时告知医生，医生根据情况判断是否停止化疗或使用止血药物、抗菌药物等对症处理。需要注意的是，化疗期间应多饮水、勤排尿，尽可能减少化疗药物或其代谢物在膀胱的停留时间，减少化疗的不良反应。

化疗期间因为化疗药物的作用，人体免疫力会降低，很容易发生细菌和真菌感染，需要合理安排膳食、注意休息和保暖，尽量避免去人多的公共场所，特别需要避免接触有传染性疾病的人。如果出现发热或者感染，请及时告知医生，并根据医嘱用药，忌自行服用抗感冒或抗菌药物。

总之，化疗的过程中可能会出现各种各样的不良反应，化疗前自己可以先了解相关知识，做好相应的准备，如有不适，及时与医生沟通，遵医嘱科学用药，积极配合治疗，顺利渡过这个难关。

■ 第三问　肿瘤康复期，有哪些注意事项呢？

有很多肿瘤患者可能会有这种想法，治疗方案完成后，是不是癌症就完全好了呢？很遗憾，并不是这样的，因为癌症与其他疾病不太一样，很容易复发和转移，不能简单地认为手术切除之后肿块不见了就治好了，也不能认为化疗和放疗结束了身体就痊愈了。所以，癌症患者在康复期仍要提高警惕，关注身体的微小变化，保证治疗的完整性。有些疾病的进展可能自己无法发现。因此，肿瘤治疗后还应定期找医生复查，在恶性肿瘤治疗后的最初 2 年内建议每 3 个月至少复查 1 次，以后每半年复查 1 次，超过 5 年每年复查 1 次，复查的具体项目因为肿瘤的不同会有所不同。

肿瘤康复阶段，用药依然要谨慎，遵医嘱，忌擅自用药，尤其是号称"民间秘方"之类的"三无"产品，这些产品往往并无确切疗效，还可能会导致严重的不良反应，如药物性肝损伤等。另外，民以食为天，康复期的肿瘤患者更需要合理安排膳食，推荐多摄入蔬菜和水果，减少红肉及加工肉类摄入，选择低脂乳制品，经常食用全谷物食物，适当食用坚果或橄榄油，这些食物对肿瘤的康复大有裨益。此外，规律的运动和良好的心态都有利于降低恶性肿瘤的复发风险，推荐的体育锻炼包括打太极拳和慢跑等。

肿瘤是一种可防可治的慢性疾病，发病前需要未雨绸缪，积极预防；如果确诊为癌症，就要正确面对和积极治疗，特别要记得严格遵医嘱用药，警惕药物不良反应并及时与医生沟通，这样才能赢得最终的胜利！

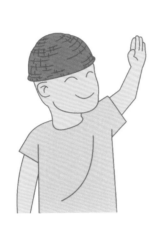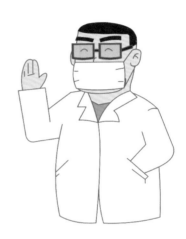

（申良方、朱运贵、罗霞）

其他用药

📖 正确使用抗生素

70 岁的郭奶奶平常作息规律，喜欢饭后出门散散步。一天，郭奶奶饭后出门散步，谁知走在半路上突然下起了雨，郭奶奶没有带雨伞，淋了一会儿雨才到家，当天晚上开始流鼻涕、咳嗽，郭奶奶熟练地从自家药箱里找药，却只找到"阿莫西林"和"头孢氨苄"的空盒子，于是吩咐女儿去买"消炎药"。

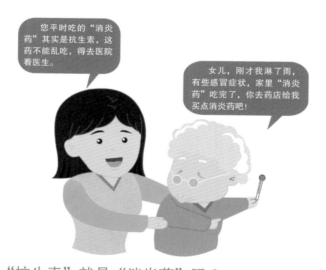

第一问　"抗生素"就是"消炎药"吗？

生活中，我们经常听到"感冒了，赶紧吃点消炎药"，可是买回来的却是"阿莫西林""头孢"等抗生素。是不是"抗生素"就是"消炎药"？其实抗生素和"消炎药"是两个截然不同的概念。

为了回答这个问题，首先要明确什么是炎症。炎症通常称为"发炎"，是指机体遭受有害刺激后引起一系列复杂反应的病理过程，简单来说就是机体对有害刺激自发的防御反应。临床表现为炎症部位红（局部充血）、肿（组织肿胀）、热（炎症部位体温升高）和痛（疼痛），甚至功能障碍。引起炎症的因素很多，如高温、射线、强酸、强碱、各种病原体（如微生物）侵入等。

"消炎药"规范名称是"抗炎药"，是指能够抑制炎症因子生成或释放的药物，通过抑制炎症因子，使炎症缓解。临床中常用的抗炎药有两大类：①甾体抗炎药，也就是糖皮质激素，主要用于系统性红斑狼疮、慢性阻塞性肺疾病急性发作等的治疗，常用药物包括氢化可的松、泼尼松、甲泼尼龙和地塞米松等。需要注意的是，长期大量使用糖皮质激素会引起高血压、高血糖、骨质疏松症、感染发生风险增加等不良反应。②非甾体抗炎药，即解热镇痛抗炎类药物，常用药物包括阿司匹林、布洛芬、塞来昔布等，主要用于骨关节炎、类风湿关节炎等疾病的治疗，其主要不良反应包括胃肠道刺激、出血等。

抗生素一般指具有杀菌或抑菌活性的药物，包括青霉素类（如阿莫西林）、头孢菌素类（如头孢氨苄）、磺胺类（如复方磺胺甲噁唑）、硝基咪唑类（如甲硝唑）和喹诺酮类药物（如左氧氟沙星）等。抗生素不是直接针对炎症发挥作用，而是针对引起炎症的病原体如细菌或真菌，通过抑制细菌细胞壁、影响细胞膜、阻碍细菌核酸或蛋白质合成等发挥抑菌或杀菌作用来消除炎症。

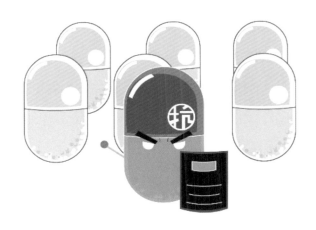

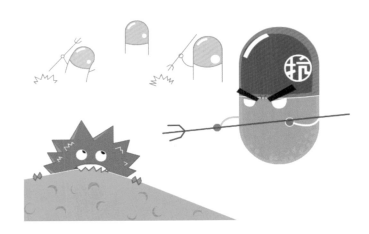

　　因此，无论是从病因、作用机制还是从临床用途、不良反应等方面，"抗生素"和"消炎药"都是两个不同的概念。我们的身体就像一座城堡，当有敌人来侵犯的时候，免疫系统将军就会调动炎症因子、淋巴细胞等战

士来作战，当敌人是细菌、病毒或真菌等病原微生物时，就需要抗生素这一外援士兵赶来救场，否则不需要。

■ 第二问　如何一眼识别抗生素？

最简单的方法是从药品名称识别抗生素，但有一些抗生素隐藏得很深，没有以下特征，如氨曲南、呋喃妥因、利奈唑胺、替考拉宁等。

（1）药品名称有"西林"：青霉素类药物，如阿莫西林、氨苄西林、哌拉西林、美洛西林等。

（2）药品名称有"头孢"：头孢菌素类药物，如头孢氨苄、头孢呋辛、头孢地尼、头孢曲松等。

（3）药品名称有"环素"：四环素类药物，如四环素、米诺环素、多西环素、替加环素等。

（4）药品名称有"沙星"：喹诺酮类药物，如氧氟沙星、左氧氟沙星、环丙沙星、莫西沙星等。

（5）药品名称有"硝唑"：硝基咪唑类药物，如甲硝唑、奥硝唑、替硝唑等。

（6）药品名称有"磺胺"：磺胺类抗菌药，如磺胺嘧啶、磺胺甲噁唑等。

（7）药品名称有"霉素"：各类抗生素都包括，如青霉素、红霉素、阿奇霉素、克林霉素、万古霉素等。

（8）药品名称有"培南"：碳青霉烯类药物，如厄他培南、亚胺培南、美罗培南等。

■ **第三问　老年人发热应该用药吗？哪些疾病一般不用抗生素？**

发热是人体的一种保护性反应，当体温升高时，体内的吞噬细胞活性增强，抗体产生增多，有利于炎症的修复。但另一方面，发热会使体力消耗，产生不适感，影响休息，甚至可发生惊厥，老年人或体弱者在体温骤然下降时，有可能发生虚脱。老年人发热一定要用药治疗吗？发热就必须使用抗生素吗？

1. 应对老年人发热有几条注意事项

第一，应避免高热，对症处理。老年人高热易出现神经精神症状，在家应适当降温，一般以物理降温为宜，可采用湿毛巾擦拭或凉敷，并注意环境阴凉通风，需防止大汗虚脱。必须使用非甾体抗炎药时应适当减少剂量，并注意间隔一段时间（一般 4～6 小时）。在解热的同时，多饮水和及时补充电解质。非甾体抗炎药用于解热不应超过 3 天，不得长期或大剂量服用，用于退热纯属对症治疗，并不能解除致热病因。原则上不主张病因未明的发热患者使用糖皮质激素，尤其不应将其作为退热药物使用。

第二，应该严格把握抗生素适应证。细菌确实会引起发热，但是引起发热的病原体还有病毒等。若是病毒感染，使用抗菌药物是无效的，如流感引起的发热（流感是由流感病毒引起的）。只有在细菌感染时使用抗生素，在无细菌感染证据时，切忌滥服抗生素。老年人病情变化快，诊断不明但不能排除感染或原有慢性感染病史者，依病情需要使用抗菌药物时应严格掌握适应证。使用抗生素之前，有条件的最好积极进行病原体检查和敏感度试验，重危患者应及时采集血液、尿液、痰液、引流液等标本涂片并进行培养以指导临床用药。

第三，要注意抗生素的合理使用。老年人使用抗生素要在医生指导下进行，要全面告知自己的基础疾病，特别是既往有血液病、肝功能损害、肾功能不全等病史的；选用抗生素不应盲目追求价格和生产厂家，只有针对病情、合适的才是最好的，切忌人云亦云。抗生素的用药途径要遵守"能口服就不要肌内注射，能肌内注射就不要静脉滴注"的原则。至于抗生素的使用疗程，更应听从医生的建议，随意停药会导致感染复发，病情反复，并且产生耐药菌。而症状若已消失还长期继续用药，一方面，会增加不良反应的发生风险；另一方面，也会诱导耐药细菌的产生。

2. 老年人遇到这些疾病一般常规不使用抗生素

慢性咽炎：急性咽炎治疗不及时，会转成慢性咽炎，出现干呕、嗓子痒等症状，但一般没有致病菌感染，只是咽部黏膜的慢性炎症表现，如黏膜充血、肿胀、干燥等。如果有细菌感染，如咽部有脓点、发热等症状，才需要评估是否使用抗生素，且必须遵医嘱使用。

感冒（上呼吸道感染）：90% 的感冒都是由病毒感染引起的，抗生素对病毒起不到任何治疗作用。病毒引起的感冒病程为 5～7 天，大多数患者都可自愈。如果症状持续，或伴有高烧、气喘，应及时就诊。

鼻窦炎：由细菌或病毒感染引起，患者很难分辨，应请医生判断。约有 1/3 的鼻窦炎患者会继发细菌感染，需要用抗生素对症治疗。

胃炎：有些胃炎是感染性炎症，如由幽门螺杆菌或其他细菌引起，但清除幽门螺杆菌需要使用特定的抗生素组合。如果是因为物理、化学因素造成的胃炎，如长期食用过热、粗糙的食物或者受到酒精、药物的刺激，服用抗生素的效果会受到影响。

腹泻：有感染性与非感染性之分，抗生素对于非感染性腹泻（如暴饮暴食引起）不是必需的。病毒引起的腹泻也不宜使用抗生素。

妇科炎症：慢性盆腔炎、慢性子宫颈炎治疗时不需要使用抗生素，只有急性炎症发作时才需要使用，而且必须是医生根据细菌培养和药敏试验选用药物。

前列腺炎：多项研究调查显示有 5%～10% 的慢性前列腺炎有明确的细菌感染，需要口服抗生素治疗。且慢性前列腺炎抗生素的选择应依据下尿路细菌培养和药物敏感试验，而不是自己随意服用抗生素。

尿路感染：急性膀胱炎是下尿路感染的一种，一般老年女性比较常见，表现为尿频、尿急、尿痛，或伴有血尿、发热。尿路感染需要查明有关细菌，再针对性地进行抗生素治疗。

▋ 第四问　滥用抗生素的危害有哪些？

老年人使用抗生素应该严格把握适应证，为了不生病预防性使用，或者不遵医嘱随意使用抗生素的做法是错误的。

临床已经证实，企图长期预防或防止各种细菌入侵的措施往往是无效的。同时，长期使用抗菌药会使耐药细菌等病原微生物所占比例越来越大，甚至产生"超级细菌"，危害较大。

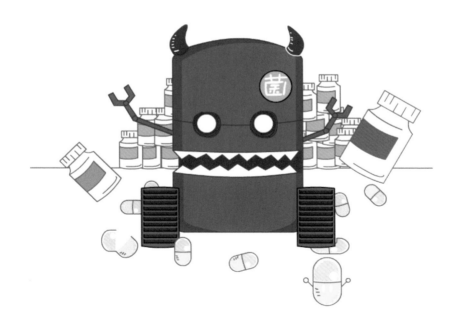

滥用抗生素主要有以下几点危害。

（1）细菌产生耐药性：滥用抗生素的过程就是培养细菌耐药性的过程。细菌耐药性的不断增强会严重威胁人体生命健康，同时破坏生态环境。

（2）引起菌群失调：特别是广谱抗生素在杀灭致病菌的同时，也会对体内的正常菌群产生不同程度的影响，破坏人体内微生态环境的稳定，引起菌群失调、二重感染和医院获得性感染，增加患者的痛苦，延长住院时间，增加病死数量及医疗费用支出。

（3）引起不良反应及药源性疾病发生，如肝肾功能损害。

老年人正确使用抗生素要把握以下几点：①尽早明确诊断，尽可能明确病原菌，在医师指导下用药；②选择恰当的用药途径、剂量和疗程；③注意抗生素的不良反应。

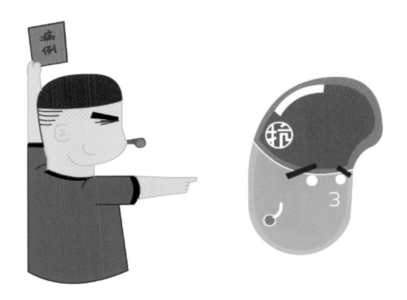

总之，老年人出现感冒、发热、腹泻等症状时切记不可自行服药，应及时就医，更不可随意使用抗生素。应尽早明确诊断，尽可能明确病原菌，在医师的指导下用药，在使用抗生素时选择恰当的用药途径、剂量和疗程，同时注意监测抗生素的不良反应，老年人的用药不良反应往往不易被发现，如耳聋、神经系统表现等。临床应仔细观察，一旦出现应及时停药。

得了普通感冒的郭奶奶到底应该怎么处理呢？应该适当休息、多饮白开水、保持口腔和鼻腔清洁（如用淡盐水漱口），饮食清淡，同时适当开窗通风，保持室内空气清新，一般情况下 7～10 天即可自愈。目前尚未发现可以完全治愈感冒或缩短病程的方法，现有药物只能缓解症状，如体温超过 38.5 ℃时可使用对乙酰氨基酚或布洛芬退热；鼻塞严重者可选用鼻黏膜血管收缩药伪麻黄碱。感冒后出现咳嗽加重，伴黄稠黏痰、发热、咽痛等表现时，可到社区医院检查，明确是否存在细菌感染，根据病情选择相应的抗生素治疗。抗生素只对细菌有抑制或杀灭作用，对病毒感染无效。许多老年人在出现普通感冒症状时就使用抗生素，甚至要求抗生素输液治疗，不但对治疗无益，还会增加药物不良反应的发生风险，导致细菌耐药性的产生，这种做法是不妥当的。

老年人感冒重在预防，目前有效预防感冒的手段包括勤洗手、勤通风、外出戴口罩，避免去人流集中的区域；由于感冒的传播速度快，症状没有特异性，因此很难采取隔离措施。接种流感疫苗是老年人群预防流行性感冒最重要的手段。

慢性疼痛

晚上的广场不仅有跳广场舞的大妈，还有一群议论纷纷的"学习交流者"。走近一听才发现，王奶奶的腰腿痛被一种疼痛膏治好了。这会儿大妈大爷们坐不住了，众说纷纭。有的人说不可靠，这药有这么神奇吗？有的人却信以为真，还举例证明说表姐的妈妈贴了一种疼痛贴也不痛了。可是话说回来，这些"神奇"的镇痛药可真的不能轻易相信。

▋ **第一问　老年人疼痛到底是怎么回事？**

目前中国已进入人口老龄化社会，有研究显示，在我国患有慢性疼痛的人数占全部人口的 30%，其中大部分是老年人。65 岁以上老年人 80%～85% 患有与疼痛有关的疾病。社区患有慢性疼痛的老年人占 25%～45%，居住在敬老院的老年人慢性疼痛患病率高达 75%。

疼痛是机体的一种保护性机制，是身体异常状态的一种警报。而慢性疼痛通常是指发病缓慢或持续性发作的疼痛，因种种原因，持续 1 个月以上，或超过正常治愈时间，或疼痛缓解后数月至数年又复发的疼痛。

老年人慢性疼痛主要有肌肉软组织疼痛、骨关节疼痛、神经病理性疼痛三类，而这三类可以归类为非癌症相关疼痛，还有一大类就是癌症相关性疼痛。

▋ **第二问　出现疼痛了，我怎么进行评估？**

疼痛评估是疼痛治疗的前提，主要目的是判断"疼痛是否存在""是什么性质的疼痛""疼痛的程度"等。疼痛评估对做出正确诊断、制订治疗方案具有重要的意义。

1.疼痛的初步主观评估

一般询问应包括以下内容，如疼痛是如何发生的、疼痛发展过程、如何描述感受到的疼痛；疼痛强度如何；疼痛与时间有何关系；疼痛发生时有无伴随症状；疼痛发生后的治疗情况、治疗效果的评价、治疗中有无并发症发生；疼痛对日常生活（特别是睡眠）的影响等。

2.疼痛部位评估

准确的疼痛部位描述能帮助确定疼痛的来源，老年人经常描述不清晰，必要时可让老年人用手指出或画出明确的疼痛点。范围较大时可用45 区体表面积评分法进行评估。

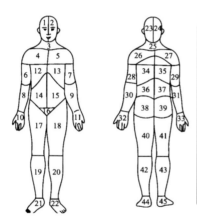

疼痛区号	各占体表面积百分比（%）
25,26,27	0.50
4,5,16	1.00
3,8,9,10,11,30,31,32,33	1.50
1,2,21,22,23,24,44,45	1.75
6,7,12,13,28,29,36,37	2.00
38,39	2.50
14,15	3.00
19,20,42,43	3.50
34,35	4.00
17,18,40,41	4.75

3.疼痛强度评估

较常用的方法有视觉模拟评分法（visual analogue scale，VAS）、口述描绘评分法（verbal rating scale，VRS）、数字评分法（numeric rating scale，

NRS）、简化的 McGill 疼痛问卷（short-form of McGill pain questionnaire，SF-MPQ）、修订版面部表情疼痛量表（face spain scale-revised，FPS-R）等。各种量表均有其适用人群和应用重点，绝大多数年轻人的量表评分都比较可靠，但对于老年人，特别是文化程度低，有视觉损伤、语言表达障碍、认知障碍的老年人，疼痛评估就会比较困难。数字评分量表应用最广泛，此方法将整体疼痛程度等级用 0～10 分来描述，受试者根据自己的疼痛程度打分，0 分代表无痛，10 分表示最剧烈、最严重的疼痛（表6）。

表6 数字评分量表

临床表现	疼痛等级
0 分：无痛	无痛
1 分：安静平卧时不痛，翻身咳嗽时偶有疼痛	轻度疼痛
2 分：咳嗽疼痛，深呼吸不痛	
3 分：安静平卧不痛，咳嗽、深呼吸痛	
4 分：安静平卧时间段疼痛	中度疼痛
5 分：安静平卧时持续疼痛	
6 分：安静平卧时疼痛较重	
7 分：疼痛较重，不安、疲乏、无法入睡	重度疼痛
8 分：持续疼痛难忍，全身大汗	
9 分：剧烈疼痛，无法忍受	
10 分：最痛，生不如死	

第三问　如何进行老年人疼痛的管理？

管理老年人的疼痛是一个具有挑战性的过程。许多老年人同时有不同类型的疼痛（如伤害性疼痛和神经性疼痛、急性疼痛和慢性疼痛），并可能合并其他疾病（如痴呆、肾病和心血管疾病）。老年人的身体发生了较大的变化，并且存在服用多种药物的情况，这些都使疼痛管理进一步复杂化。

老年人的疼痛管理可分为药物管理和非药物管理。

1. 药物管理

药物管理是控制疼痛的基本方法，治疗疼痛的药物按药理学特点主要分为对乙酰氨基酚、NSAIDs、曲马朵、阿片类药物、复方镇痛药、抗抑郁药及其他。药物疼痛管理的几个关键原则。

（1）首选口服给药。

（2）按时给药：按照规定的间隔时间给药，如每隔 12 小时 1 次，无论给药时患者疼痛是否发作。

（3）按阶梯给药：指世界卫生组织的三级镇痛阶梯法。非阿片类药物为一级，治疗轻度疼痛；弱阿片类药物为二级，治疗中度疼痛；强阿片类药物为三级，治疗重度疼痛。虽然该给药方案是针对癌症疼痛制订的，但也广泛应用于非癌症疼痛治疗。

（4）个体化给药：麻醉性镇痛药的敏感度个体间差异很大，因此阿片类药物并没有标准剂量。

（5）注意细节：密切观察其用药后反应。

2. 非药物管理

非药物性疼痛治疗是老年人有效疼痛管理的重要组成部分，可单独使用或与药物治疗相结合。

（1）物理疗法：如光疗法、电疗法、磁疗法、超声波疗法、水疗法、按摩等。

（2）心理治疗：如认知行为治疗、接受和承诺疗法、松弛治疗、生物反馈治疗等。

（3）微创介入治疗：可根据老年人慢性疼痛的原因和影像学检查结果选择相应的治疗方式，如选择性神经根阻滞术、神经根或神经节脉冲射频镇痛术、椎体后凸成形术、鞘内镇痛装置植入术、脊髓刺激电极植入术、各种神经毁损术等。

■ 第四问　老年人疼痛治疗的注意事项有哪些？

（1）综合评估，查找疼痛的原因，鉴别有无肿瘤与器质性疾病。

（2）使用药物时需要注意药物的不良反应、多重用药的相互作用，以及对原有其他基础疾病的影响。

（3）尽量使用无创或微创的手段进行治疗，以消除症状为主要目标。

（4）加强治疗后的正确锻炼，以巩固和维持疗效。

（5）关注身心问题，适当地进行心理辅导，加强人文关怀。

（6）充分认识老年人疼痛的复杂性，以疼痛科为主导，进行多学科合作，争取早日解除患者病痛。

头晕

第一问　什么是头晕？

"医生，我头晕，你快帮我看看。"在实际生活中，我们经常会听到老年人这么说。什么是头晕？引起老年人头晕的常见原因有哪些？如何准确向医生描述"晕"的情况？头晕时应该做些什么呢？

头晕是一个综合病症，包括了眩晕、晕厥前状态、失衡及头重脚轻感。

眩晕：是种运动感，眩晕时多数患者不敢睁眼，常伴有恶心、呕吐、站立和行走困难，患者最常见的感觉是天旋地转。

晕厥前状态：指意识不如正常状态下清晰，但仍能感知到外界的一种临界状态。其特征是黑蒙、面色苍白、出汗，或者站立不稳。

失衡：患者在坐、站、行时感觉不能保持平衡，没有方向性。

头重脚轻：是一种比较模糊或难以描述的特殊头晕，患者多感觉头昏沉、头脑不清楚。

65 岁以上人群中 19.6% 有头晕症状。头晕是常见的症状，有研究表明 35% 的人会每天发生头晕，51% 的人每个月发作 1 次。

头晕一般分为非前庭系统性头晕和前庭系统性头晕。前者主要是由内科系统疾病引起，如心血管疾病（血压偏高或偏低、心律失常）、血液疾病（贫血等）、内分泌疾病（甲状腺功能亢进或减退等）、环境变化（高温、酷暑、严寒等）、头部轻微外伤后综合征、视觉障碍、五官炎症、上呼吸道感染，以及药物不良反应。

此外，还有心理状态因素。前庭系统性头晕又分为周围性和中枢性眩晕。其中以周围性眩晕多见，良性发作性位置性眩晕、前庭神经元炎和梅尼埃病是最主要的病因。中枢性眩晕的病因主要包括外伤、肿瘤、脱髓鞘、血管性及神经退行性疾病等。另外，头晕有时由生理原因引起，不一定是病理性的，如长时间加班、过度疲劳、睡眠不足等，若适时调整可以纠正。头晕通常是暂时性的，多数情况下无须治疗。

由于头晕只是一种症状，引起头晕的原因繁多，既可能是"小毛病"，也可能是严重疾病，所以不能掉以轻心。

▌第二问 老年人头晕常见病因有哪些？

内耳问题：许多头晕是由内耳平衡功能失调引起的，包括良性阵发性位置性眩晕、前庭神经元炎、梅尼埃病等。

后循环缺血：如果脑干、小脑等后循环范围没有得到足够的血供，则会引起头晕，包括脑梗死、短暂性脑缺血发作。

内科疾病：贫血、脱水、低血糖、高血压、直立性低血压、心律失常等。

药物：抗抑郁药、抗癫痫药、降压药、镇静剂、镇痛药。

其他：脑震荡、抑郁障碍、焦虑障碍、躯体化障碍、惊恐和恐慌症。

很多老年人都认为头晕是由脑供血不足引起的，实际上无论在神经科、耳鼻喉科、全科或头晕专科门诊中，前庭中枢性病因仅占不到10%，而且前庭中枢性病变并不都是后循环缺血，由此可见，脑缺血绝对不是头晕或眩晕的主要或常见病因。良性阵发性位置性眩晕是老年人头晕最常见的病因，其次是内科疾病、精神性头晕等。但是，识别恶性头晕十分重要，一旦错过抢救时机，后果可能是致命的。

■ 第三问　什么时候该去看医生？

如有突然、长期、反复发作、严重或有无法解释的头晕或眩晕，请就医。如有严重头晕或眩晕并伴以下任一情况，请立即就医：严重头痛、胸痛、呼吸困难、瘫痪、晕倒、双重视野、心律不齐、意识不清、绊倒或行走困难、持续呕吐、抽搐、听力突然改变、面部麻木或无力。

■ 第四问　如何描述病情？

由于头晕有很多类型，而且感受因人而异，因此患者自身的描述就成为诊断最重要的依据。当向医生描述病情时，建议描述一下具体症状。

（1）诉说自己的感受，头晕是什么引起的。医生将从描述中区分出您属于哪一种"晕"。

（2）在什么情况下发病，是否与转头、失眠等因素相关；是否仅见于直立位（坐位、站位或行走），是否有与维持姿势稳定有关的平衡症状？

（3）是否存在晕厥前症状（站立不稳、眼花、黑蒙、四肢无力、心慌、出冷汗等）？

（4）是否存在前庭症状（头重脚轻、头晕脑涨、昏沉感等）？

（5）发作时持续多久；只发作过 1 次还是多次，每次发作间隔时间。

（6）"晕"的症状如何缓解；是否伴随恶心、呕吐、言语含糊、耳鸣、视物异常等症状。

（7）已经做过哪些检查，服用何种药物及治疗效果。

（8）既往有哪些疾病等。

引起老年人头晕的因素有很多，除了根据临床表现（如眩晕持续时间、发作频率、伴随症状、诱发因素）进行综合判断，一般还需要进行相应的检查，如血液生化检查、血液流变学检查、血尿常规、心电图、B超（椎动脉血流）、颈椎X线片或CT、磁共振成像、前庭功能及电测听等检查。

注意事项：①移动缓慢。当从躺着站起来时动作宜慢。如果起来太快，多数人会感到头晕。②多喝水。保持充足的水分可以预防或缓解多种类型的头晕。③咖啡因和烟草会限制血液流动，使症状恶化，应该避免。④发生头晕时，应该立即采取安全体位，防止跌伤。若伴有恶心、呕吐，及时清理口中呕吐物，防止误吸。

📖 不明原因水肿

一些老年人经常出现双腿水肿。特别是在久坐后腿胀，一按一个"坑"；有的老人上午眼睑肿，下午小腿肿。对于此类突发的不明原因水肿，很多时候诊断不明，服用药物也没有效果。老年人及家人经常因此忧心忡忡。那么，碰到此类情况该怎么办呢？

▌第一问　什么是水肿？

水肿是由于过多的液体滞留在身体组织内而引起的肿胀。虽然水肿可以发生在身体的任何部位，但更多的是在眼睑、手、手臂、脚、脚踝和腿部。水肿的表现：全身或局部皮肤拉长或发亮，原有的皱纹变浅、变少或消失，甚至有液体渗出，皮肤被挤压几秒钟后仍有凹陷（凹坑），但有些水肿为非凹陷性。

老年人由于生理原因，容易发生水钠潴留，而且皮下组织间隙疏松，水分易渗入间隙，更容易发生水肿。水肿可能是由药物或潜在疾病导致，常见的诱因和病因如下。

1. 久坐或保持一个姿势太久，吃太多咸的食物

2. 药物的不良反应

钙通道阻滞剂降压药、非甾体抗炎药、类固醇药物、雌激素、治疗糖尿病的药物（如噻唑烷二酮类）、甘草制剂等。

3. 某些疾病

（1）充血性心力衰竭：心脏失去有效泵血的能力使血液反流到腿、脚踝和脚上，引起水肿，也会引起腹部肿胀，有时导致液体在肺部积聚（肺水肿），从而导致呼吸急促。

（2）肝脏损伤（肝硬化）：会导致腹腔积液和腿部积液。

（3）肾脏疾病：水肿通常发生在腿部和眼睛周围。肾病综合征患者血液中蛋白质（白蛋白）水平下降会导致体液积聚和水肿。

（4）营养不良性水肿：常见于有长期慢性消耗性疾病或营养缺乏的患者，有些患重大疾病的老年人存在摄食不足、消化吸收障碍、排泄或丢失过多，以及蛋白质合成功能受损等问题，严重时可出现全身性水肿。

（5）下肢深静脉瓣膜功能不全：随着年龄增长，老年人静脉逐渐老化，发生退行性改变，瓣膜破坏而导致深静脉瓣膜功能不全，容易使血液淤积在腿部静脉中并引起肿胀。如果一条腿突然肿胀并伴有小腿肌肉疼痛可能为静脉血块（深静脉血栓形成）引起。如果发生这种情况，请立即就诊。

（6）淋巴系统受损：如由于癌症手术而受损或患丝虫病等，该区域的淋巴结和淋巴管可能无法发挥正常功能，水肿就会发生。

（7）黏液性水肿：见于甲状腺功能减退者，甲状腺激素缺少，面部及双下肢出现蜡样水肿，用指头按压不出现凹陷性改变。

4. 并发症

如果不及时治疗，水肿会导致肿痛加重，走路困难，僵硬，被拉伸的皮肤变得发痒和不舒服，肿胀部位感染风险增加，出现组织层间瘢痕，血液循环减少，动脉、静脉、关节和肌肉的弹性下降，皮肤溃疡风险增加。

▌第二问　什么时候该去看医生？

如果皮肤出现肿胀发亮、拉长，或按压后仍有凹陷，久坐或者长时间保持同一姿势后腿部出现疼痛和肿胀，而且不会消失，请及时就医。如有气短、呼吸困难、胸痛情况，应立即就医。

1. 诊断

为了了解导致水肿的原因，医生首先要做一个身体检查，然后问一些与病史有关的问题。在某些情况下，可能需要 X 线片、超声、磁共振成像、血常规、尿常规等检查。

2. 治疗

①有些轻度水肿会自行消失。②避免久坐、久站，卧床休息时抬高患肢，减少食物中的盐分等措施有利于减轻水肿。③如果水肿是由药物引起的，应在医生指导下调整药物。④如果水肿与疾病相关，就需要治疗原发疾病。

▌第三问　利尿药用药注意事项

很多老年人由于有服用利尿药的经历，会在出现水肿时自己买药服用。很多时候服用药物后不仅效果不好，反而出现了头晕、腹泻等症状。

常见的利尿药有：呋塞米（袢利尿剂）、氢氯噻嗪（噻嗪类利尿剂）、螺内酯（保钾利尿剂）、托伐普坦（新型利尿剂）。医生会根据患者病史确定这些类药物是否合适。利尿药的作用是增加尿量，防止人体吸收过多的盐分，减少体内液体滞留，缓解或防止水肿。使用过程中需注意以下几点。

（1）在医生指导下用药。在用药前告知医生是否有肝病、肾病、青光眼、哮喘、痛风、糖尿病病史，有无过敏史，特别是磺胺类药物过敏史。同时要告知医生目前服用的药物。

（2）如果每日用药 1 次，建议早上服药。

（3）按医嘱用药，不宜擅自加大用药剂量及延长用药时间。

（4）用药期间避免饮酒。

（5）避免脱水。用药时遵照医生的指示饮用液体。

（6）切勿从坐着或躺着姿势站起来太快，应小心缓慢，以防跌倒。

（7）如果出现以下症状，停止用药并及时就诊：心律不齐、麻木或刺痛、呼吸困难、意识障碍、嗜睡、哮喘加重、头晕或晕倒、尿量发生变化（无尿、少尿、尿频）、血尿、皮疹、口干、胃部不适、呕吐、大小便颜色改变、眼部不适、耳部不适、肌肉痉挛、肌肉酸痛或无力。

■ 第四问　有哪些生活方式和家庭疗法可以改善水肿？

下面的方法可以帮助减轻水肿，防止水肿复发。建议咨询医生沟通一下哪些方法适合自己。

（1）加强活动，锻炼水肿部位的肌肉，尤其是腿部，使多余的液体流回心脏。

（2）卧床休息时抬高患肢。避免久坐、久站，经常变换体位。

（3）按摩。向心脏方向推按受累部位，按压可以将多余的液体排出该部位。

（4）保持患处清洁、湿润、无损伤。干燥、干裂的皮肤更容易刮伤、割伤和感染。穿松紧适宜的鞋袜，防止皮肤损伤。

（5）调整情绪，控制饮食，减少糖、盐及脂肪的摄入量。

药物性肝炎

69岁的姚奶奶喜欢买各种保健食品，上个月因为头面部瘙痒不适，在别人的推荐下服用了一些润燥止痒的中药和中成药，不久就出现腹胀、恶心、厌油腻，吃不下饭，眼睛也有些发黄，在儿子的建议下去医院检查，结果显示姚奶奶肝功能指标异常升高，医生开了保肝、护肝的药治疗。程奶奶平日里不喝酒，也没有其他不良嗜好，怎么肝功能会不正常呢？这可真是奇怪。后来，医生诊断这是药物性肝炎。

那么，为什么姚奶奶会得药物性肝炎呢？老年人平时需要保肝药预防药物性肝炎吗？又应该如何正确使用保肝药呢？

■ 第一问　什么是药物性肝炎？

肝病主要分为以下几种，而药物性肝炎是其中不容忽视的一种。

（1）病毒性肝病：一种由多种肝炎病毒（甲型、乙型、丙型、丁型、戊型等）引起，以肝脏病变为主的传染病。

（2）脂肪性肝病：指脂肪（主要是甘油三酯）在肝脏过度沉积的临床病理综合征，分为酒精性和非酒精性脂肪性肝病。

（3）酒精性肝病：由长期大量饮酒导致的肝脏疾病。

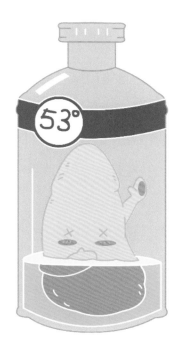

（4）自身免疫性肝病：以肝脏为相对特异性免疫病理损伤器官的一类自身免疫性疾病。

（5）药物性肝炎：又名药物性肝损伤，是肝脏受药物毒性损伤或发生过敏反应所引起的疾病，通常在用药后5～90天内发生（特异质反应在5天内），严重的药物性肝损伤可能导致患者出现继发性肾、脑功能损伤，引发急性肝衰竭，甚至导致死亡。

在美国，超过 50% 的急性肝功能衰竭是由药物引起的。在我国，药物性肝损伤是一种常见的药物不良反应，占所有药物不良反应的 10%～15%。西药、中成药、中草药、膳食补充剂均可以导致药物性肝损伤。据统计，在我国引起肝损伤的药物主要为各类保健食品和传统中药（26.81%）、抗结核药（21.99%）、抗肿瘤药或免疫抑制剂（8.34%）。

近年来，随着老年群体擅自服用保健食品和中草药的现象越来越多，由此导致的药物性肝损伤也越来越常见。

研究显示，23.38% 的患者在发生药物性肝损伤时合并病毒性肝病、脂肪性肝病等，此类患者的肝损伤表现更为严重，发生肝衰竭和死亡的风险也更大。

■ 第二问　需要保肝药物来预防药物性肝炎吗？

有人说，保肝药是一类"听了名字就忍不住想买的药物"。病毒性肝炎、酒精性肝病、自身免疫性肝病等均会表现出肝损害，让保肝药物越来越受欢迎。老年人在肝功能正常时一般不推荐常规服用保肝药，但仍有很多老年人经常提出："我在家每天吃很多种药，要不要吃点养肝、护肝药？"

目前缺乏预防性应用保肝药物来降低药物性肝炎发生风险的多中心大样本高质量临床研究，不可否认，一些保肝药物的确具有降低血清谷丙转氨酶（alanine aminotransferase，ALT）的作用，然而指标的降低并不能完全真实地反映肝功能的改善。

第三问 保肝药常见用药误区有哪些？

1. 盲目选择保肝药

保肝药物的选择要有的放矢，不能盲目用药。应在明确肝病类型后有针对性地进行保肝治疗。

2. 单一使用保肝药

保肝药只能辅助性地治疗肝病。病毒性肝炎患者应先进行抗病毒治疗；酒精性肝病患者应先戒酒；药物性肝病患者应立即停用肝毒性药物并尽快清除体内残留药物。在此基础上使用保肝药才能起到保护肝脏的作用。单一使用保肝药物，治疗效果往往不佳。特别是病毒性肝病患者若长时间、单一地进行保肝治疗，可能失去抗病毒治疗的时机。

3. 过量使用保肝药

有些老年肝病患者治病心切，可能过量使用某种保肝药或联合使用多种保肝药。殊不知，保肝药物也需要在肝脏中代谢，反而加重了肝脏负担；而药物的作用机制可能雷同，联合使用不仅会造成不必要的浪费，还会增加不良反应，得不偿失。

第四问 如何合理使用保肝药？（表7）

表7 常见保肝药物分类

保肝机制	代表药物
促肝细胞再生类	促肝细胞生长素、多烯磷脂酰胆碱
保肝解毒类	葡醛内酯、还原型谷胱甘肽、硫普罗宁
缓解胆汁淤积类	熊去氧胆酸、腺苷蛋氨酸
保肝降酶类	甘草酸类、双环醇
抗氧化类	水飞蓟宾

安全合理使用保肝药的建议如下。

（1）简化用药：可选择一种具有多重作用机制的药物（如腺苷蛋氨酸），既能从多条途径保护肝细胞，又具备抗胆汁淤积的作用，是较理想的选择。

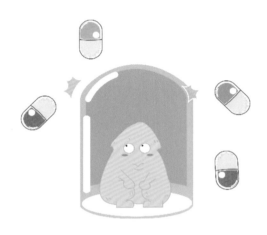

（2）疗效确切：避免使用疗效不明确的保肝药物。

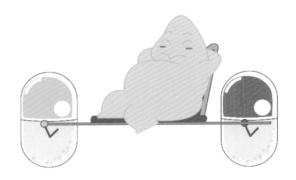

（3）安全监测：肝病患者应该定期监测肝功能指标。但过分依赖降酶药物使转氨酶达到正常范围，造成一种"治好"的假象，也是不可取的。

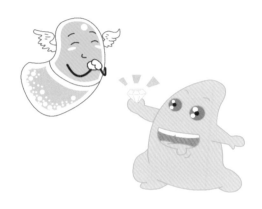

（4）优化方案，保肝药物不是用得越多越好，要根据不同病因、病期、病情，针对性地选择 1 ～ 3 种。

小贴士

①少饮酒；②勿每日大鱼大肉，暴饮暴食，要均衡饮食；③避免熬夜、劳累；④谨慎用药：特别是成分不明、疗效不确切的保健食品，中草药（主要是何首乌、补骨脂、延胡索、大黄、决明子、附子、三七等）；⑤定期检查随访，以免延误最佳治疗时机；⑥由于肝病患者的体质和病情不一，具体施治时应在医师的指导下进行，避免自行用药和不合理用药。

📖 皮肤瘙痒症

皮肤科门诊接诊了一位 62 岁的男性患者，他告诉医生自己在 3 个月前出现了无明显诱因的皮肤瘙痒症状，尤其在受风或遇热后加重，瘙痒难耐。搔抓后皮肤上甚至可见清晰的搔抓痕迹，并且越抓越痒。起病后，由于瘙痒不止，他的睡眠质量变差了，久而久之人也心烦不安，急躁易怒。退休前从事建筑工作，无过敏史，也无其他疾病。现特来咨询皮肤瘙痒的原因及治疗方案。医生根据其病史特点诊断为"皮肤瘙痒症"。

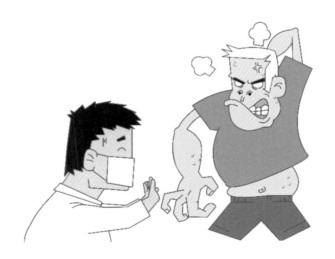

皮肤瘙痒症是皮肤病中最常见的病症之一，指临床上以瘙痒症状为主而无原发性皮肤损害的皮肤病，分为全身性（泛发性）和局限性两种。瘙痒多起自大腿，逐渐蔓延到小腿，甚至周身。年龄越大，皮肤瘙痒发生的概率越大，瘙痒越严重，多见于 60 岁以上的老年人，好发于秋冬季节。

若没有妥善护理和治疗，反复搔抓会损伤皮肤屏障，进而加重皮肤瘙痒，形成越抓越痒、越痒越抓的恶性循环，非常影响生活质量。而且严重的搔抓可引起皮肤破溃，甚至继发感染。那么到底是什么引起了老年人皮肤瘙痒呢？又该如何治疗、护理和预防皮肤瘙痒呢？

▌第一问　皮肤瘙痒的常见原因是什么？

一方面，老年人由于新陈代谢减缓，皮脂腺和汗腺分泌功能降低，皮脂和汗液的分泌量均减少，不能有效维持良好的皮肤屏障以滋润皮肤而使之处于干燥状态，最终导致表皮脱落，使皮内神经末梢受刺激而发生瘙痒；另一方面，老年人机体代谢产生的"废物"排泄不畅，尤其到冬季，气候寒冷，洗澡、更衣次数减少，皮表污垢增多，皮肤表皮自然衰亡的细胞存积，容易堵塞皮脂腺和汗腺，刺激皮肤末梢神经发生瘙痒。以上是造成老年人皮肤瘙痒的两大自然因素。

在日常生活中，不当的洗浴、护肤习惯也会造成皮肤瘙痒。如果洗澡次数过于频繁、洗澡水温过高、使用碱性较大的肥皂或者药皂，容易使本来就不健全的皮肤屏障受到破坏，皮肤自我保护作用减弱，也易发生皮肤瘙痒；老年人皮肤处于退行性改变过程中，对外界刺激的耐受能力明显减弱，在外界物理或化学因素，如气候骤变、气温过冷或过热、接触有刺激性的物质、穿对皮肤有刺激性的衣服等，都有可能发生瘙痒。

此外，随着年龄的增长，各类疾病如糖尿病、心血管疾病、肝肾疾病等的出现，或营养不良、使用某些药物、食用辛辣等刺激性食物、接触某些化学物质，也可能引起皮肤瘙痒。

■ 第二问　为什么会越挠越痒?

对于皮肤瘙痒,很多人都有这样的体会:皮肤越挠越痒,而且越痒就越想挠,还可能因力度过大,导致炎症的出现,真皮层神经也遭到破坏。受损的神经会错误的发出指令,神经冲动减少,大脑控制神经系统接受错误指令,使皮肤变得更痒。

■ 第三问　出现皮肤瘙痒怎么办?

如果发生持续或较为严重的皮肤瘙痒时,应尽快到医院就诊,积极寻找瘙痒出现的原因,排除其他可引起皮肤瘙痒的全身疾病,必要时需进行血液检验。在医生指导下用药,以免带来更多不良反应。

1. 一般治疗

去除诱发及加重瘙痒因素,以皮肤护理为主,老年人需要注意衣物及床上用品的选择,减少或避免使用毛织、化纤制品,建议使用纯棉制品;尽可能避免搔抓;保持皮肤清洁,不仅可去除汗液,还可去除灰尘、花粉和体表有害微生物。避免过度洗浴、水温过热,以及使用碱性过强的肥皂。洗浴完擦干皮肤,尽快涂抹润肤霜,形成人工的油脂膜以减少皮肤水分的丢失,促进皮肤屏障的修复。

2. 对症治疗

如果瘙痒不能改善,可以应用药物,首选止痒外用药,如辣椒素制剂、多塞平软膏、氯环力嗪软膏、复方利多卡因软膏等。含低浓度的弱效糖皮质激素药膏,如氢化可的松外用也可以止痒。但使用时应注意不良反应。

很多止痒的外用药水都含有酒精及收敛、干燥皮肤的成分,使用越多皮肤越干燥，瘙痒会更严重。用药前应仔细阅读药物说明书，了解用药注意事项，不要私自滥用药物。

3. 系统治疗

如果瘙痒严重，外用药效果甚微者，需要口服药物，西药主要包括抗组胺药、选择性 5- 羟色胺再摄取抑制剂、抗惊厥药物等，也可以选择安全的中药。

选择口服药物应遵医嘱，不应私自购买口服药物，且口服药物应从低剂量起始，根据治疗反应，缓慢增量或减量。使用口服止痒药物，多有嗜睡等不良反应，应防止跌伤。当然，除了药物治疗，紫外线疗法治疗皮肤瘙痒也是一种有效的治疗方法。

第四问　如何预防皮肤瘙痒？

1. 科学洗澡和皮肤护理

老年人皮肤干燥是发生皮肤瘙痒症的一大重要原因，因此要养成使用皮肤保湿剂的习惯，可定期或在洗浴后全身涂抹具有保湿功能的护肤霜。同时，要科学洗澡，冬春季节每周洗澡 1 ～ 2 次即可，水温 37 ℃以下，10 ～ 15 分钟；夏天可增加洗澡次数，5 ～ 10 分钟，微温清水冲洗一下即可；应选择中性或油性的护肤浴皂，尽量避免搓擦的行为。

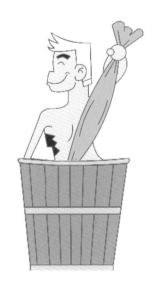

2. 防寒保暖

根据气温、季节变化注意防寒保暖。冬季注意保持室内合适的温度，有条件的要使用加湿器，将湿度保持在 50% ~ 60%，避免过度使用电热毯和暖风扇。内衣应选择宽松舒适、透气好的棉织物，对皮肤刺激小且有利于血液循环。

3. 适当锻炼

适当参加体育锻炼，可以促进皮肤的新陈代谢，提高皮肤对营养的吸收，还可促进汗液的分泌，减轻皮肤干燥，缓解症状。

4. 饮食清淡

饮食以清淡平和为宜，摄入足够的蛋白质和维生素。尽量不吸烟、少饮酒、浓茶、咖啡等。少食辛辣食物，多吃牛奶、蛋类、瘦肉、豆制品、富含植物油脂的食物（如芝麻、花生、核桃等）及新鲜蔬菜和水果。还要适量喝水，以补充体内水分，保持大便通畅。

皮肤瘙痒会严重影响生活质量，也有可能是发生其他疾病的信号，出现后尽可能及早就医，找出原因，积极治疗。

（肖坚、吴安华、张江林、欧阳奕、胡琴、程智刚、王春江、刘世坤）